人体寄生虫学课程建设的思考与实践

全国人体寄生虫学教学改革与课程建设研讨会资料汇编（2007—2023）

吴忠道　吕志跃　吴瑜　主编

中山大学出版社

·广州·

图书在版编目（CIP）数据

人体寄生虫学课程建设的思考与实践：全国人体寄生虫学教学改革与课程建设研讨会资料汇编：2007－2023/吴忠道，吕志跃，吴瑜主编 .—广州：中山大学出版社，2024.7

ISBN 978－7－306－08100－1

Ⅰ.①人…　Ⅱ.①吴…　②吕…　③吴…　Ⅲ.①医学—寄生虫学—教学改革—档案资料—汇编—中国—2007－2023　②医学—寄生虫学—课程建设—档案资料—汇编—中国—2007－2023　Ⅳ.①R38

中国国家版本馆 CIP 数据核字（2024）第 098286 号

出　版　人：王天琪
策划编辑：吕肖剑
责任编辑：周明恩
封面设计：曾　斌
责任校对：林　峥
责任技编：靳晓虹
出版发行：中山大学出版社
电　　话：编辑部 020 - 84110283，84113349，84111997，84110779，84110776
　　　　　发行部 020 - 84111998，84111981，84111160
地　　址：广州市新港西路 135 号
邮　　编：510275　传　　真：020 - 84036565
网　　址：http：//www.zsup.com.cn　E-mail：zdcbs@ mail.sysu.edu.cn
印 刷 者：广州市友盛彩印有限公司
规　　格：787mm×1092mm　1/16　12.75 印张　310 千字
版次印次：2024 年 7 月第 1 版　2024 年 7 月第 1 次印刷
定　　价：68.00 元

序　言

全国人体寄生虫学教学改革与课程建设研讨会（以下简称"教学研讨会"）由吴忠道教授（中山大学）、李雍龙教授（华中科技大学）、汪世平教授（中南大学）、王勇教授（南京医科大学）、沈继龙教授（安徽医科大学）和诸欣平教授（首都医科大学）于2007年5月共同发起，并得到全国各高等医学院校寄生虫学教研室或病原生物学教研室的积极响应和大力支持。首次教学研讨会于2007年8月在中山大学中山医学院召开，第二次至第十六次教学研讨会分别由昆明医科大学（2008）、安徽医科大学（2009）、南京医科大学（2010）、第三军医大学（2011）、河北北方学院（2012）、广西医科大学（2013）、台湾省成功大学（2014）、第四军医大学（2015）、徐州医科大学（2016）、复旦大学（2017）、贵州医科大学（2018）、蚌埠医学院（2019）、温州医科大学（2021）和中山大学（2022、2023）承办。因受新冠疫情影响，2020年教学研讨会没有按期召开，而是根据疫情防控要求，于2020年10月21—23日在上海召开了一次特别的教学研讨会，研讨"新冠疫情常态化下人体寄生虫学课程建设与科普"。2022年，第十五次教学研讨会以线上线下相结合的方式在中山大学举行。2023年，第十六次教学研讨会仍然由中山大学承办，此次也是至今参会人员规模最大的一次教学研讨会，来自全国73所院校的200多名代表出席了会议。

教学研讨会每年举行一次，已连续举办了16次。教学研讨会建有专业QQ群（中国寄生虫学191016165）和微信公众号，还有专属的会标（Logo）。教学研讨会每次会议紧扣教学改革和课程建设主题，参会人数逐次增加，现已成为我国高等医学院校人体寄生虫学教学工作者定期交流和最具影响力的年度盛会。教学研讨会能取得如此显著的成效，是因为我们一直秉承"教学为主、研讨交友、注重实效、凝聚人心"的办会宗旨，形成了"开放、交流、共享、朴实"的办会特色和风格，吸引了各高等医学院校寄生虫学/病原生物学教师广泛参与。我们为教学研讨会能坚持16年之久且仍然充满生机和活力，感到十分骄傲与无比自豪。因此，有必要翔实记录历次教学研讨会的办会过程，认真总结人体寄生虫学同仁对教学改革和课程建设的真知灼见。这正是本书编写的目的所在。

人体寄生虫学曾经是一门具有重要学术影响力的基础医学课程。前辈们为此辛勤耕耘，创造了辉煌的学术成就。但是，随着疾病谱的变化，医学院校的"人体寄生虫学"课程建设已经或者正在面临着重大变革和严峻挑战。主动适应医学教育发展新趋势，紧抓机遇，谋求发展，已成为全国人体寄生虫学教学与科研工作者的共识。"团队就是力量，交流促进发展。"为此，全国人体寄生虫学教学改革与课程建设研讨会受到全国各高等医学院校同行的关注与支持，每次会议都得到承办单位在财力和人力方面的大力支持。胡孝素教授、陈佩惠教授、薛采芳教授、吴观陵教授、詹希美教授、李雍龙教授、吴中兴教授、余新炳教授等知名学者对历次教学研讨会都给予了亲切关怀和大力支持，他们或亲自出席会议，或给予悉心指导，对研讨会关爱有加。周本江教授、沈际佳教授、苏川教授、徐文岳教授、张进顺教授、刘登宇教授、辛致炜教授、赵亚教授、郑葵阳教授、程训佳教授、吴家红教授、方强教授、梁韶晖教授及其团队负责承办了第二次至第十四次教学会议。2016 年 7 月，第十次教学研讨会在徐州医科大学举行，在中国疾病预防控制中心寄生虫病预防控制所所长周晓农研究员的关心和支持下，上级主管部门授权同意将教学研讨会列为中华预防医学会医学寄生虫分会管理的专业学术会议。

16 年来，在各承办单位和中华预防医学会医学寄生虫分会的指导和支持下，我们坚持立德树人的根本任务，胸怀高度的责任感，克服诸多困难，成功举办了 16 + 1 次教学研讨会议。"为党育人、为国育才"是我们的初心，搭建开放共享的交流平台、助力高质量课程建设是我们的目标，坚持"研讨教学、聚焦育人"是我们的理念。今天，我们已迈入中国式现代化强国建设、民族复兴的新征程，全面落实立德树人的根本任务，不断提高教育教学质量，努力培养党和人民信赖的好医生是我们高等医学院校的中心工作。我们要继续办好每一年的教学研讨会，充分发挥这个教学平台的作用，积极探讨新形势下人体寄生虫学教学改革和课程建设的新目标、新任务和新模式，进一步关注生成式人工智能技术对课程建设的影响，进一步凸显本课程在课程思政建设中的特色与优势，进一步办出品牌效应，为推进高质量医学教育发展和培养德智体美劳全面发展的卓越医学人才做出新贡献。

在此，我们谨代表发起人团队，向关心、支持全国人体寄生虫学教学改革与课程建设研讨会的各单位领导、本学科前辈、资深教授和各位同仁表示衷心的感谢！还要特别感谢每年参会的老师们，感谢你们对教学研讨会的热情和关爱！正因为有这样一批对本学科充满情怀的同仁，教学研讨会才能永葆青春活力！

在本书编写过程中，许多老师提供了宝贵的第一手资料和信息，在此一并致谢。由于多种原因，本专辑只收录了部分作者的发言稿或摘要，还是有点遗憾。尽管如此，相信本专辑还是从一个侧面反映了 2007 年以来我国高等医学院校人体寄生虫学教学改革和课程建设的总体情况，这对于进一步推进本课程的建设具有积极的参考和借鉴作用。

最后，祝全国人体寄生虫学教学改革与课程建设研讨会越办越好！

吴忠道（中山大学）

2023 年 7 月 26 日

全国人体寄生虫学教学改革与课程建设研讨会
会标（**Logo**）

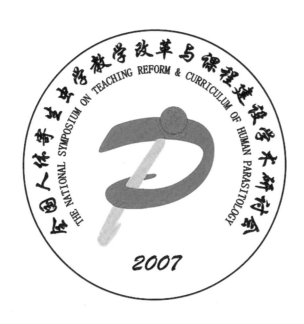

Logo 说明：

（1）中央核心图由 P、I、T 三字母组成，为 parasitology、teaching、idea（innovation）之意 。这是本研讨会的主要内容所在。

（2）红点加蓝色环是疟原虫变形图，也是本学科的标志物；红点也是核心之意，意指本学科有向心力，而且每次会议都有鲜明主题；红点还是一颗星星，在蓝色轨道上运行，意指我们的学科不断发展。

（3）图案采用圆形是因为寄生虫的生活史是 cycle；大圆代表宿主，里面代表寄生虫，体现了寄生关系。

（4）2007 是本研讨会起始时间。

（5）图案采用红、黄、蓝三原色，三原色是万色之源，意指我们的学科也将会变得多彩多姿。

（本 Logo 经过第七次全国人体寄生虫学教学改革与课程建设研讨会投票表决通过。设计者：石焕焕 2013－7）

目　录
Contents

第一部分　　历次会议纪要

一、首次会议在广州召开

2007年8月21—23日，全国人体寄生虫学教学改革与课程建设研讨会在中山大学中山医学院举行。来自全国19所高等医学院校的寄生虫学教研室主任和教授共36人参加了会议。本次会议的主题是"深化教学改革，提高人体寄生虫学的教学质量"。会议研讨内容包括：①国家级精品课程负责人介绍精品课程建设的经验；②与会单位介绍本单位人体寄生虫学教学和课程建设的经验；③长学制或全英班人体寄生虫学教学经验介绍。"人体寄生虫学"是高等医学院校普遍开设的一门医学基础课程。随着人体寄生虫学学科的发展和学科设置的调整，人体寄生虫学的教学内容和教学方式已经发生了较大的变化。近年来，我国各高等医学院校（包括综合性院校中的医学院/医学部）的寄生虫学教研室或病原生物学教研室，积极开展人体寄生虫学教学改革和课程建设，并取得了很好的成绩。为此，中山大学中山医学院、华中科技大学同济医学院、中南大学湘雅医学院、首都医科大学、南京医科大学和安徽医科大学等单位倡议召开"全国人体寄生虫学教学改革与课程建设研讨会"，以便及时交流经验，进一步促进和深化人体寄生虫学的教学和课程建设，以适应我国高等医学院校改革和发展的新要求。本次会议由中山大学中山医学院寄生虫学教研室承办。中山大学副校长、中山医学院院长黎孟枫教授，中山大学医学教务处处长王庭槐教授出席了开幕式并发表了讲话。

黎副校长首先代表学院对各位教授的光临表示热烈欢迎，并从我国和全球寄生虫病防治的需求及学科发展的高度阐述了对寄生虫学学科重要性的看法。他认为，寄生虫病防治仍是全球和我国重要的公共卫生问题，WHO/TDR 重点防治的十大热带病中主要是寄生虫病，疟疾防治研究也受到比尔及梅琳达·盖茨基金会的重点资助。因此，搞好寄生虫学教学改革对于医学人才的培养和我国寄生虫病的防治均具有重要意义。他表示，学校和学院高度重视寄生虫学的学科建设，继续支持和鼓励我院寄生虫学教研室以课程建设抓手，以学科建设为基础和核心，不断深化寄生虫学课程的教学改革，努力为广东省和全国的寄生虫病防治服务。王处长在讲话中结合当时参加在美国 UCLA 举行的中层干部培训班的学习考察体会，强调教学改革应以创新性人才培养为目标，满足学生终身学习和职业发展的需要，并希望寄生虫学的教学改革在教学方法方面有进一步的创新。

李雍龙教授代表会议发起单位作了讲话。他首先感谢中山大学中山医学院承办了本次会议，并对黎校长和王处长关于寄生虫学课程建设的讲话表示了高度赞赏和认同。随后他简要介绍了本次会议的发起、筹备过程，他认为，组织这样一个联谊性的学术交流会是要为全国高等医学院校从事寄生虫学教学的同行提供一个交流和相互学习的平台，并就如何开好本次会议提出了自己的意见和建议。

在会上，吴忠道教授作了《中山医学院教学情况》的发言，重点介绍了中山医学院在教学改革的总体思路、措施和已取得的成绩；詹希美教授作了《以培养创新型高素质人才为目标开展精品课程建设》、刘文琪副教授作了《国家级精品课程特色介绍》的专题发言，分别介绍了中山大学中山医学院和华中科技大学同济医学院创建人体寄生虫学国家级精品课程的经验和体会。北京大学医学部吴伟副教授、复旦大学上海医学院邵红霞讲师、中南大学湘雅医学院汪世平教授、华中科技大学同济医学院朱红刚主管技师、苏州大学医学院夏超明教授、暨南大学医学院张玲敏教授等作为综合性大学的代表，分别介绍了各自单位在寄生虫学理论教学和实验教学方面的做法和经验；首都医科大学杨静讲师、安徽医科大学汪学龙教授、南京医科大学王勇教授、大连医学院崔昱教授、南方医科大学周晓红副教授、福建医科大学姚丽君副教授、贵阳医学院吴建伟教授、海南医学院吕刚副教授等分别代表单科类医学院校，分别介绍了各自单位在寄生虫学理论教学和实验教学方面的做法和经验；天津医科大学基础医学院院长刘佩梅教授介绍了本校办好临床医学全英留学生教学的经验。

专题发言后，各位代表围绕长学制寄生虫学教学、实验寄生虫学及综合实验的设置、全英留学生的教材建设、课程教学组织架构等共同关心的问题进行了热烈讨论。出席本次会议的有关院校领导还有安徽医科大学基础医学院院长沈继佳教授、南方医科大学公共卫生与热带医学学院副院长陈晓光教授、中山大学医学科研处副处长余新炳教授、中山大学外事处副处长徐劲副研究员等。全国高等医学教育学会基础医学教育分会秘书长张仲远教授对本次会议的召开也给予了指导。会议期间，代表们还参观了中山大学北校区、东校区和珠海校区的图书馆和中心实验室。代表们对中山医学院寄生虫学教研室为本次会议所做的会务工作表示赞赏和感谢。

（吴忠道 李雍龙）

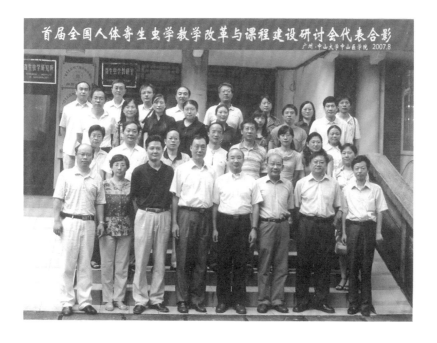

二、第二次会议在昆明召开

2008 年 7 月 12—13 日，由昆明医学院主办的全国病原生物学（人体寄生虫学、医学微生物学）学科建设暨教材建设研讨会在昆明医学院隆重召开。来自全国 27 所高等医学院校从事人体寄生虫学或病原生物学教学科研的 51 名教师出席了本次研讨会。昆明医学院副院长李玛琳教授及其他相关部门的领导到会祝贺。我国老一辈寄生虫学家四川大学胡孝素教授、第四军医大学薛采芳教授亲临了本次研讨会；首都医科大学陈佩惠教授、南京医科大学吴观陵教授给大会发来了贺信。12 日上午，中山大学中山医学院科研处副处长余新炳教授作了《如何建设高水平的病原生物学学科》的专题发言，安徽医科大学沈继龙教授作了《如何申请国家自然科学基金》的学术报告，昆明医学院王文林教授介绍了昆明医学院病原生物学学科建设情况。与会代表就如何建设病原生物学学科、如何在新的形势下推动寄生虫学学科发展进行了热烈的讨论。华中科技大学李雍龙教授主持了上午的研讨。12 日下午，华中科技大学同济医学院李雍龙教授、中山大学中山医学院何蔼副教授、安徽医科大学沈继龙教授、昆明医学院周本江教授、四川大学华西医学院陈建平教授、中南大学湘雅医学院汪世平教授、山西医科大学殷国荣教授、中山大学中山医学院吴忠道教授就教材建设的有关问题作了专题发言，内容包括：寄生虫学教材中有关定义的质疑与探讨、寄生虫学教学中有关几个概念的商榷、用老子的哲学和美学思想去认识寄生生态关系、PBL 教学模式和 CBL 教材的建设、人体寄生虫学教学的定位和教学改革、医学寄生虫学编排体系、寄生虫学教材中有关免疫学概念的商榷等。科学出版社高等医学教育分社李国红副社长介绍了该社对教材开发建设的设想。首都医科大学诸欣平教授主持了下午的讨论，各位代表就如何建设高水平的寄生虫学教材进行了广泛深入的交流。13 日上午是有关寄生虫学或病原生物学课程改革的专题研讨，由安徽医科大学沈继龙教授主持。在自由发言中，第四军医大学赵亚副主任介绍了"网络环境中的 PBL 研讨式教学"、首都医科大学杨静老师介绍了"人体寄生虫学实验教学改革"、河北省承德医学院陈晓宁教授介绍了"网络多媒体技术在形态学实验考试中的应用"、佳木斯大学蔡连顺教授介绍了"病例导学式教学法"、中国医科大学安春丽教授介绍了"病原生物学课程整合经验"、第三军医大学张锡林教授介绍了"创新型人才培养模式在人体寄生虫学教学中的构建和实施"、上海交通大学医学院徐大刚教授介绍了"PBL 教学在寄生虫学教学中的应用"、南京医科大学王勇教授介绍了南京医科大学病原生物学系的建设和发展情况、河北北方学院张进顺教授对"如何发展检验寄生虫学"提出了自己的见解并介绍了 COX 分类系统。在研讨中，各位代表特别关注 PBL 教学模式在寄生虫学教学中的应用情况，并建议将此议题作为下一届会议的主题。

尽管本次会议只有 1 天半的时间，但会议安排紧凑、内容丰富、信息量大，研讨内容涉及病原生物学学科建设、寄生虫学学科发展模式、医学寄生虫学教材建设与教学模式等，充分反映了我国高等医学院校在寄生虫学或病原生物学学科建设和教学改革方面的现状和成绩。各位代表对建设病原生物学学科的同时如何发展寄生虫学学科，如何在寄生虫学教学中引入 PBL 或 CBL 教学模式或理念进行了热烈的讨论。代表们认为寄生虫学学科是病原生物学学科的重要组成部分，尽管在新的形势下面临许多问题和困难，但我们应该实事求是地去正视，也要勇于面对，只要我们加强同仁间的团结协作，踏实做好学科建设和教学改革，努力做出具有影响力的成果，学科就有实力求发展、谋地位。会议期间，代表们还参观考察了昆明医学院寄生虫学、微生物学教研室及人体寄生虫学标本馆，对该院高度重视病原生物学建设以及所取得的成绩给予了积极的评价。

经会议协商，代表们决定 2009 年的会议由安徽医科大学主办，委托沈继龙教授具体负责下届会议的筹备工作，并初步确定了下次会议的主题：PBL 教学模式在寄生虫学教学中的应用。

（吴忠道　周本江）

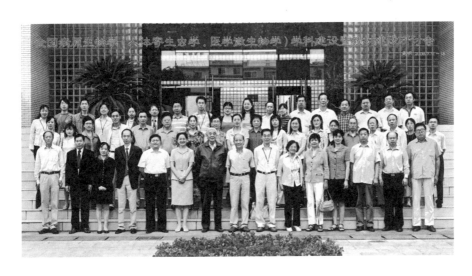

三、第三次会议在黄山召开

　　2009 年 7 月 20—23 日第三次全国人体寄生虫学教学改革与课程建设研讨会在安徽省黄山市召开。本次教学研讨会由安徽医科大学基础医学院承办，胡志副校长出席了该会议并介绍了安徽医科大学的情况。安徽医科大学基础医学院沈际佳院长主持了开幕式并致欢迎辞。在此次研讨会中，詹希美教授作了《长学制人体寄生虫学教材的编写》、徐大刚教授作了《基础医学中 PBL 教学方法的应用》、黄复生教授作了《肺吸虫病误诊病例的讨论性教学的实施和体会》、沈一平教授作了《关于当前我国医学寄生虫学教学改革中教材改革刍议》、李雍龙教授作了《生物分类学基础及学派》、吴忠道教授作了《八年学制寄生虫学教学内容的调整与整合》、罗恩杰教授作了《以 PBL 模式进行病原生物学各论教学的应用与研究》、陈建平教授作了《以病例为契机，引导学生学习人体寄生虫学的兴趣》、曾庆仁教授作了《当前人体寄生虫学教学中存在的主要问题及拟解决的思路》、陈晓光教授作了《中国寄生虫学教学的现状及发展趋势》等主题报告。与会代表围绕"人体寄生虫学 PBL/CBL 教学""人体寄生虫学综合性实验内容的开设""以病例为中心的人体寄生虫学教学研究"等主题进行了热烈的讨论与交流。南京医科大学王勇教授对本次教学研讨会作了总结发言。会议期间，还召开了国家"973"项目——"重要食源性人体寄生虫病防治基础研究"（2010CB530000）任务分解研讨会和组织了全国高等医药院校人体寄生虫学八年制规划教材（第二版）编委会。项目首席科学家余新炳教授和主编詹希美教授出席了本次教学研讨会。与会代表不仅分享了本学科领域获得国家"973"项目资助的喜悦，更是增强了众人从事人体寄生虫学科研与教学的信心和决心。对沈继龙教授、沈际佳教授和汪学龙教授为本次会议所做的周到安排表示感谢。经过商量，确定第四次教学研讨会由南京医科大学基础医学院承办。

（吴忠道　沈际佳）

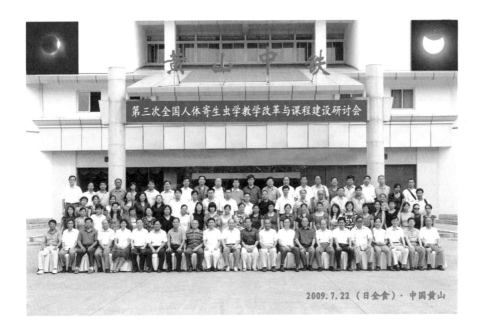

四、第四次会议在南京召开

2010 年 7 月 28 日，第四次全国人体寄生虫学教学改革与课程建设研讨会在南京召开，由南京医科大学病原生物学系承办，与会代表来自 30 多所高等医学院校的寄生虫学教研室或病原生物学系。中国疾病预防控制中心寄生虫病预防控制所周晓农研究员、余森海研究员和编辑部主任盛慧锋等应邀出席。南京医科大学吴观陵教授、复旦大学上海医学院温廷桓教授、中山大学中山医学院詹希美教授和华中科技大学同济医学院李雍龙教授等资深寄生虫学家也参加了会议。与会代表围绕"人体寄生虫学学科建设""教材建设""双语课程与精品课程建设""留学生全英教学"和"人体寄生虫学实验课程改革"等主题作了专题发言，并展开热烈讨论。周晓农研究员作了《我国寄生虫病的流行现状及防治需求》的专题报告，建议高校的寄生虫学学科发展和教学以国家需求为导向，积极为寄生虫病防治提供技术支撑和人力支持。吴观陵教授从学科发展的战略角度，作了《关于医学寄生虫学学科定位的困惑》的专题报告，对我国人体寄生虫学学科发展的内部和外部学科环境进行了全面分析。两位专家的报告引发了与会代表对如何促进人体寄生虫学学科可持续发展的热烈讨论。温廷桓教授的《稚绦与丝绦蚴集群以及猬旋宫绦虫种名考》、苏川教授的《南京医科大学人体寄生虫学学科情况介绍》、詹希美教授的《人体寄生虫学长学制第 2 版教材内容特点》、殷国荣教授的《医学寄生虫学教材编写中几个问题的讨论》、彭鸿娟副教授的《过渡—浸没式双语教学点滴体会》、吴忠道教授的《人体寄生虫学精品课程建设可持续发展的几点思考》、汪世平教授的《湘雅医学院人体寄生虫学精品课程建设体会》、王春梅老师的《医学寄生虫学精品课程网站设计与建设》、陈金铃老师和刘俊燕老师的《留学生人体寄生虫学全英文教学体会》、陈建平教授的《四川大学人体寄生虫学实验课程改革经验与体会》、纪伟华教授的《大学生课外科研引发寄生虫学实验教学改革的几个想法》等报告，充分展现了各校在课程建设和教学改革方面的成果与经验。在专题发言的基础上，与会代表结合各自的经验和体会，对如何进一步深化人体寄生虫学的教学改革展开了热烈的讨论，达成了诸多共识。

本次会议在南京召开，会议内容丰富、讨论热烈，达到了相互交流和学习的目的。本次会议建议第五次会议以"人体寄生虫学教学内容的优化"为主题，重点研讨不同专业的核心课程内容的选择与整合，并提议下次会议在第三军医大学或山西医科大学举行。

（吴忠道　苏川）

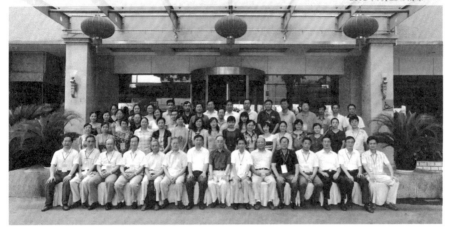

五、第五次会议在重庆召开

2011 年 7 月 13 日，第五次全国人体寄生虫学教学改革与课程建设研讨会在重庆召开。本次会议由第三军医大学基础部病原生物学教研室承办，来自全国 30 多所高等医学院校从事人体寄生虫学教学与研究的近 60 位教师代表出席了研讨会。第三军医大学王云贵副校长、训练部黄建军副部长、基础医学部王中强主任和郭忠诚政委及肖文刚副主任等领导出席了开幕式并向会议表示祝贺。国家级教学名师、中山大学詹希美教授，第三军医大学黄复生教授（少将级），南京医科大学章子豪教授等资深寄生虫学家也参加了会议。在开幕式上，中山大学吴忠道教授代表会议发起单位致辞，向第三军医大学领导及具体负责会议筹备和组织工作的张锡林教授、徐文岳主任及其工作团队表示感谢。本次会议分专题报告和会议报告两部分，分别由詹希美教授、黄复生教授、陈晓光教授、沈际佳教授、殷国荣教授、张进顺教授和叶彬教授主持。与会代表围绕"人体寄生虫学教学对本科生'创新教育'的实施和探索""人体寄生虫学教材与实验室建设经验与体会""人体寄生虫学双语课程与精品课程建设经验与体会""人体寄生虫学实验课程改革经验与体会"以及"少见或罕见寄生虫感染病例报道及虫体特征"等议题进行了研讨。

上午的会议安排了 5 个专题报告。第三军医大学徐文岳副教授作了《第三军医大学人体寄生虫学课程和学科建设》的专题报告，详细介绍了第三军医大学病原生物学教研室结合军事医学人才培养的要求，在优化教学内容、创新教学方法等方面的成果和经验，如在教学过程中重视以寄生虫病病例或寄生虫的发现史进行导课，开设"寄生虫病免疫与基因诊断"选修课等；中国农业科学院兰州兽医研究所刘光远研究员作了《我国蜱传播动物血液原虫病的研究》的专课题报告，重点介绍了我国家畜巴贝斯虫感染情况，提出了应重视动物源性原虫感染人体的疫情监测和流行病学调查的建议；南方医科大学彭鸿娟副教授作了《Current Status and Challenge of Human Parasitology Teaching in China》的专题报告，总结了我国高等医学院校人体寄生虫学课程开设情况，如学时数、教学内容、授课形式等，提出了要重视人体寄生虫学课程在医学课程体系重要性的再认识、要强化实验教学中的实验操作如"看片"等教学内容，进一步提出寄生虫学的学科优势和不可替代性；西安交通大学程彦斌教授作了《八年课程体系和教学模式改革的情况》报告，详细介绍了该校在开展基于 PBL 模式的教学改革的做法，回答了有关人体寄生虫学课程在这种教学模式下的教学改革问题；上海交通大学徐大纲教授作了《人体寄生虫学的教材建设》的专题报告，他结合自己的教学改革实践，阐述了"寄生虫学教学要点"在保证教学质量中的作用以及教材不宜过厚的观点，并介绍了对于计划组织编写的人民卫生出版社新版人体寄生虫学教材的一些设想，如增加"重点提示"、病例讨论及分子生物学内容等。

下午的会议安排了 8 个会议报告，分别是中山大学吴瑜副教授的《TBL 教学法在人体寄生虫学理论教学中的应用》，四川大学陈建平教授的《在人体寄生虫学教学中引入寄生虫病例开展 CBL 教学》，苏州大学夏超明教授的《人呼吸道检出蠊缨滴虫的检出》，暨南大学张玲敏教授的《双语网上优质示范课程人体寄生虫学（Human Parasitology）的建设与实践》，南方医科大学王春梅老师的《医学寄生虫学网络考试与传统笔试模式的比较》，泸州医学院王光西教授的《人体寄生虫学教学改革体会》，中山大学胡旭初副教授的《提高学生对寄生虫学科的兴趣，培养科研能力的体会与思考》，成都医学院李晋川教授的《寄生虫学教学改革经验》的报告。这些报告充分展现了各校在课程建设和教学改革方面的成果与经验，并引发了对罕见寄生虫如蠊缨滴虫形态学识别的热烈讨论。

通过专题报告、会议报告及讨论，与会代表认为，人体寄生虫学是一门研究与医学有关的寄生虫及其与宿主关系的科学，与医科人才的培养和疾病防治的实际需要关系密切。因此，人体寄生虫学课程建设应加强而不是被削弱。据最新调查，人体寄生虫感染仍然是危害我国人民健康的常见病和多发病；食源性寄生虫病（如肝吸虫病和广州管圆线虫感染）、机会致病寄生虫病（如隐孢子虫感染和弓形虫感染）、虫媒病（如蜱传无形体病和巴贝虫感染）等常成为突发公共卫生事件。此外，随着国际交流的频繁，输入性寄生虫病或境外感染寄生虫病防治也成为不容忽视的问题。2010 年，美国中华医学基金会、哈佛大学等发起成立了由全球医学教育领袖人物组成的"21 世纪全球医学卫生教育专家委员会"，该委员会在 *Lancet* 杂志上发表了"Health professionals for a new century: transforming education to strengthen health systems in an interdependent world"（《新世纪医学卫生人才培养：在相互依存的世界为加强卫生系统而改革医学教育》）报告，重点总结了过去百年的医学教育经验，展望了未来百年的医学教育变革，并提出了第三次医学改革的理念，核心理念是"转化式教育"，构建以能力为基础的教学模型。为此，人体寄生虫学的教学改革应主动面对和适应我国医疗改革对人才的实际需求，适应全科医生培养和国际医学教育改革的趋势，突出病原学的优势和作用，争取在教学计划中保持足够的学时数，在教学内容中适当增加食源性寄生虫病和虫媒病的相关内容，坚持实验课保留学生动手操作和镜检虫体/虫卵等教学内容，不断提升课程建设水平。在研讨中，与会代表还对加强与临床诊断和鉴别诊断相关的寄生虫学形态学教学提出了许多好的建议，并希望创造条件建立少见或罕见寄生虫鉴别网络共享实验室或实验平台，以提高我国临床寄生虫病鉴别诊断水平，进一步发挥本学科在保障人民身体健康中的重要作用和地位。本次研讨会结束后，与会代表还兴致勃勃地参观了第三军医大学校史馆、生命科学楼和病原生物学学科实验室，第三军医大学的光荣历史和教学、科研所取得的成就给与会代表留下了深刻的印象。

会议第二天，全体与会代表应邀前往重庆医科大学进行参观、交流和学习。重庆医科大学基础医学院王应雄院长热情欢迎来自全国各地院校的代表，重点介绍了学院以转变教学观念、更新教学思想为先导，以保证和提高教学质量为生命线，以课程体系改革为主题，以改革教学方法为手段，推动医学基础医学教学水平的不断提升的经验和方法。同时代表们也参观了重庆医科大学基础医学院组建的神经科学研究中心、分子医学与肿瘤研究中心、干细胞与组织工程研究室和法医学与生物医学信息研究室4个科研平台。

通过会议讨论，代表们提议第六次全国人体寄生虫学教学改革与课程建设研讨会在大连医科大学或河北北方学院举行，并建议以"突出学科优势、共享教学资源"为会议主要议题。本次会议在重庆召开，会期尽管只有一天的时间，但会议内容丰富、讨论热烈，达到了交流与相互学习的目的。全体与会代表对第三军医大学病原生物学系富有成效的会议组织和接待工作表示钦佩，对会务组表示衷心感谢。

（吴忠道　徐文岳）

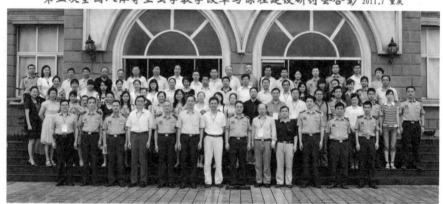

第五次全国人体寄生虫学教学改革与课程建设研讨会合影 2011.7 重庆

六、第六次会议在张家口召开

2012 年 8 月 3 日，第六次全国人体寄生虫学教学改革与课程建设研讨会在张家口河北北方学院举行，来自全国 41 个高等医学院校的 77 名代表参加了本次会议，国家级教学名师詹希美教授、国务院学科评议组成员李雍龙教授、第三军医大学黄复生教授、北京大学高兴政教授等资深学者也出席了本次会议。本次会议由河北北方学院副院长张进顺教授主持，河北北方学院党委书记、院长张力教授出席了开幕式，他首先代表学校对各位代表的到来表示了热烈欢迎，并介绍了张家口丰富的历史与人文背景以及河北北方学院的概况。中山大学吴忠道教授代表会议组委会介绍了本次会议的筹备情况及本次会议的日程安排。

全国人体寄生虫学教学改革与课程建设研讨会是我们"寄生虫学人"的一个交流、共享的平台，尽管这是一个民间组织的专业研讨会，但从 2007 年开始，学界先后在中山大学、昆明医科大学、安徽医科大学、南京医科大学和第三军医大学成功举办了 5 次会议，研讨会得到我国高等医学院校寄生虫学教研室及各位同仁的积极响应和广泛支持，已成为具有一定影响力的全国性教学研讨会。今年，教育部和卫生部发布了《临床医学教育综合改革的若干意见》，如何适应医学教育改革的新形势和新要求，不断提高人体寄生虫学课程建设的水平和质量，已成为同行们共同关心的话题。为此，本次会议围绕"以'5+3'为主的医学人才培养模式与寄生虫学学科发展及教学改革"这一主题进行了深入的交流与研讨。

上午的会议由李雍龙教授和王中全教授主持，河北北方学院张进顺教授作了"医学寄生虫学教学改革的思考"、安徽医科大学沈继龙教授作了"寄生关系中的哲学问题"、四川大学陈建平教授作了"'5+3'为主的医学教学人才培养模式下的寄生虫学教学改革"、徐大刚教授作了"适应临床医学改革的人体寄生虫学教学模式的设想"的专题发言，与会代表对上述发言中涉及的寄生演化过程及寄生虫学的教学模式、教学方法、教学内容等进行了热烈的讨论。下午的会议由南京医科大学王勇教授、武汉大学何立教授、第三军医大学张锡琳教授、大连医科大学崔昱教授主持，中山大学吴瑜副教授、华中科技大学王婷博士、南方医科大学彭鸿娟教授、大连医科大学崔昱教授、四川大学陈达丽老师、南京医科大学王勇教授、河北北方学院王春苗老师等就寄生虫学选修课的设立、NTD 与寄生虫学教学、网络化教学、少见寄生虫及寄生虫学中的一些问题等内容作了专题发言。

经过大会广泛交流和深入的研讨，大家对深化寄生虫学教学有了新的共识，对加强寄生虫学教学与临床的结合有了新的认识，对在寄生虫学教学过程中遇到的许多概念如接合生殖以及一些少见寄生虫的问题（异尖线虫、水丝蚴、蠊樱滴虫等）进行了深入的研讨，体现了学界同仁对做好寄生虫学教学的理念——用心教学，使会议达到了预期目的。与会代表对承办会议的河北北方学院领导和工作人员表示衷心的感谢，并建议下次会议（第七次）在广西医科大学举办。

（吴忠道　张进顺）

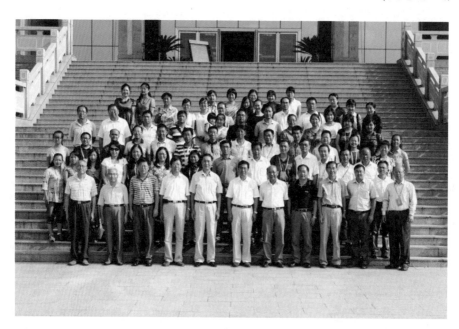

七、第七次会议在南宁召开

　　2013 年 7 月 29 日，主题为"现代化进程中的寄生虫学发展"的第七次全国人体寄生虫学教学改革与课程建设研讨会在广西南宁召开。本次会议由广西医科大学基础医学院承办，来自全国 45 个高等医学院校的 140 名代表出席了会议。台湾省成功大学辛致炜教授和韩国首尔大学蔡钟一教授也专程来南宁参会并作专题报告。广西医科大学校长赵劲民教授、校党委副书记罗国容教授、基础医学院党委书记樊晓晖教授等领导出席了开幕式。赵劲民校长首先致辞，他对本次会议在广西医科大学召开表示祝贺，对各位代表来到广西表示热烈欢迎。他介绍了广西医科大学的历史和现状，强调了加强热带病防治和人体寄生虫学科建设在服务"中国—东盟合作"中的特殊作用。中山大学吴忠道教授代表会议组委会介绍了本次会议的筹备情况及本次会议的安排。老一辈寄生虫学者吴中兴教授为本次研讨会的召开专门发来贺信，对会议表示祝贺；"973 项目"首席科学家、中山大学余新炳教授出席了本次研讨会并主持了上午大会报告。

　　上午会议由余新炳教授、曹建平教授、张锡林教授、夏超明教授和吴忠道教授主持，中国疾病预防控制中心陈家旭教授作了《我国重要寄生虫病流行现状与防治工作进展》、广西壮族自治区疾病预防控制中心杨益超主任医师作了《广西华支睾吸虫病的流行现状》、广西医科大学石焕焕教授作了《以本科医学教育标准为航标的寄生虫学教学改革》、成功大学辛致炜教授作了"Few crazy ideas about parasitology teaching in Taiwan"、韩国首尔大学蔡钟一教授作了《韩国寄生虫学教学情况介绍》等专题报告。下午的会议内容包括"PBL 教学示范及研讨"、《人体寄生虫学》（吴观陵教授主编）新书发布会等。上海交通大学徐大刚教授"真人秀"式的现场示范教学，使参会代表对 PBL 的理念、教学过程控制、教师的作用、学生成绩评价等有了直观的认识，加深了对如何将寄生虫学内容编写成一个优秀 PBL 课程案例的理解。与会代表还对如何应用 PBL 的理念开展寄生虫学教学改革进行了热烈的讨论。

　　随着我国社会经济的不断发展和疾病防治力度的加大，曾经广泛流行于我国的丝虫病、血吸虫病、疟疾和土源性寄生虫病得到了有效的控制或达到了消灭的标准，但食源性寄生虫病，如肝吸虫病等流行仍然严重，且有上升趋势；此外，国外感染或输入性寄生虫病的危害性逐年增加。加强人体寄生虫学课程建设对于培养合格的医学人才仍具有重要的现实意义。经过一天的会议，大家对深化寄生虫学教学形成了新的共识，对加强寄生虫学教材建设及数字化建设重要性有了新的认识。广西是祖国的南大门，独特的人文和地理环境，成就了广西医科大学在医学教育、医疗服务和国际化等方面，特别是在与东盟的合作及热带病防治研究方面的特色和优势。广西是中国和全球最具人气的旅游目的地之一，也是开展热带病和寄生虫学研究的风水宝地。本次会议在广西南宁召开，为广西医科大学提供了一次向全国同行学习的好机会，也为全国同行提供了一次了解东盟、了解广西及广西医科大学的机会，并且提高了对寄生虫学重要性的认识。

本次会议尽管只有一天时间，但议程安排紧凑、报告内容丰富、讨论充分，顺利完成了会议的各项议程。本次会议还以投票方式，通过了全国人体寄生虫学教学改革与课程建设研讨会 LOGO（会标）和会旗设计方案，并对方案设计者石焕焕教授表示衷心的感谢。经过商讨，本次会议接受了成功大学辛致炜教授的提议，拟在 2014 年 8 月在台湾地区召开一次人体寄生虫学教学研讨会，并确定 2015 年的教学研讨会由徐州大学医学院承办。与会代表对承办会议的广西医科大学校领导和会务组工作人员表示了衷心的感谢。

（吴忠道　刘登宇）

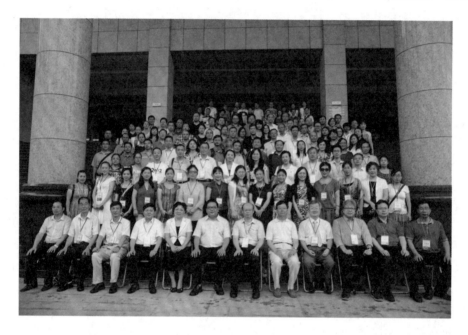

八、第八次会议在台南召开

    2014 年 7 月 31 日至 8 月 1 日，亚太地区寄生虫博物馆学会议暨两岸寄生虫学教学研讨会在台湾省成功大学医学院召开。来自大陆近 70 名代表参加了会议，包括国家级教学名师、中山大学詹希美教授，国务院学科评议组成员、华中科技大学医学院李雍龙教授，徐州医学院院长郑葵阳教授等知名学者。31 日下午 2 点，研讨会开幕式在成功大学医学院杏林校区的第三讲堂举行。台湾寄生虫学会理事长黄高彬教授、成功大学学务长林启祯教授、医学院院长张俊彦教授、医学系主任姚维仁教授、医学院微免所所长何漪漪教授出席了开幕式。中国台湾地区"卫生福利部"医事司王宗义司长专门发来贺信，对研讨会的召开表示祝贺。

    庄重简短的开幕式结束后，即进行大会交流。报告会首先由黄高彬教授、杨倍昌教授和沈继龙教授主持。日本目黑寄生虫馆总经理龟谷誓一先生（Mr. Seiichi Kamegai）作了"Meguro parasitological museum：its current status"的报告；台湾省中山大学通识教育中心主任黄台珠教授作了《台湾省公民科学素养调查研究的发现对教育的思考》的专题报告；中国农业科学院上海兽医研究所林矫矫教授作了《大陆兽医寄生虫与媒介标本的收集、整理及标本馆建设》的专题报告；成功大学机械工程学系兼博物馆馆长的褚晴晖教授作了《成大博物馆的过去、现在与展望》的学术报告。他们的报告为我们回顾和展示了寄生虫博物馆的建设情况及其对寄生虫学学科发展和人才培养的意义。8 月 1 日上午，报告会继续进行。长庚大学医学院邓致刚教授、苏州大学医学院夏超明教授、成功大学医学院辛致炜教授、中南大学湘雅医学院汪世平教授主持了第一阶段的大会报告。日本麻布大学兽医学系黄鸿坚教授作了"Veterinary parasitology teaching in Japan"的报告；台湾省中山大学理学院生命科学系赵大卫教授作了《寄生虫学教学改进之我见》的报告；台湾省成功大学医学院微免所教授兼 STM 研究中心主任杨倍昌作了《为什么会有医学、科学、技术与社会研究中心》的学术报告；中山大学中山医学院吴忠道教授作了《网络化和数字化教学环境下的寄生虫学教学改革实践与思考》的报告；成功大学医学院寄生虫学科林威辰助理教授作了《线上即时两岸寄生虫名词繁简对照平台》的报告。下午的报告会由南京医科大学季旻珺教授和中山大学中山医学院吴忠道教授主持。成功大学医学院辛致炜教授作了《虚拟显微镜在寄生虫学教学上的应用》的报告；江苏大学医学院吴亮讲师作了《留学生医学寄生虫学教学体会》的报告；四川泸州医学院王光西教授作了《医学寄生虫学 iCourse 资源共享教材的编写及初步使用》的报告；徐州医学院付琳琳副教授作了《徐州医学院寄生虫学科建设》的报告。结合专题报告，参加本次研讨会的学者对医学院校寄生虫学教学及其改革进行了深入的讨论，并在寄生虫学教学内容的调整与优化、数字化建设、MOOCs 联盟等方面达成了共识。许多代表还建议组织一次创意大赛，内容包括绘制寄生虫形态或生活史的手笔画、创作以寄生虫为主题的原创歌曲及摄影照等，由此激发学生的学习兴趣和热情。

　　8月1日下午4点，进行了简短的闭幕仪式。沈继龙教授、吴忠道教授、邓致刚教授和辛致炜教授对本次研讨会进行了点评和总结。通过参加本次研讨会，大陆教师对台湾地区医学院校的医学教育体系及寄生虫学的教学现状有了进一步的了解，对台湾同行热爱教师职业、全身心投入教学的精神深感敬佩。成功大学是台湾南部地区的顶尖公立大学，有"北台大南成大"之美誉。会议期间，参会的大陆代表还参观了成功大学博物馆、成功大学杏林校区和成功校区、成功大学医学院附属医院。与会的全体代表对承办此次研讨会的成功大学、会议召集人辛致炜教授及其团队表示衷心的感谢。会议结束后，代表们还应邀参观考察了高雄医学大学寄生虫学科、台北医学大学分子寄生虫学与热带病学科、中兴大学和台湾大学兽医学院等台湾高校。本次会议的组织工作及台湾高校管理的精细化水平给大陆与会代表留下了深刻的印象，大家希望能不断加强与台湾同仁的交流与合作，共同推进寄生虫学的发展，造福人民。

（吴忠道　辛致炜）

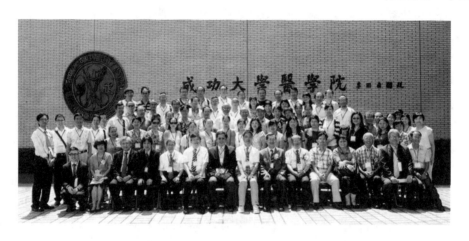

九、第九次会议在西安召开

2015 年 8 月 9 日，第九届全国人体寄生虫学教学改革与课程建设研讨会在第四军医大学科学会堂举行。出席本次研讨会的代表共 112 位，分别来自包括北京大学医学部、中山大学中山医学院、南方医科大学、部队所属三所军医大学、上海交通大学以及台湾省成功大学等在内的 48 所高等医学院校。第四军医大学薛采芳教授、中山大学余新炳教授、徐州医学院院长郑葵阳教授、安徽医科大学沈继龙教授、中南大学汪世平教授、南方医科大学陈晓光教授、中国 CDC 寄生虫病预防控制所陈家旭研究员和成功大学辛致炜教授等出席了研讨会。本次会议的执行主席为中山大学吴忠道教授、中国疾病预防控制中心寄生虫病预防控制所所长周晓农教授和第四军医大学赵亚教授，赵亚教授主持了会议。大会主席、第四军医大学基础医学院冀勇院长到会致欢迎辞，老一辈寄生虫学专家吴中兴教授专门发来短信向大会表示祝贺。

本次研讨会的主题是：① MOOCs（幕课）给人体寄生虫学教学带来的机遇和挑战；②微课程展示与制作经验交流。会上，中山大学吴忠道教授作了《基于数字化教材的人体寄生虫学教学模式改革与实践》的报告，成功大学医学院辛致炜教授的报告为《我与 MOOCs 的一场邂逅：漫谈台湾幕课发展现况与我的经验分享》，南京医科大学季旻璃教授作了《MOOC 与 SPOC》的报告，上海交通大学医学院王兆军教授作了《上海交通大学医学院人体寄生虫学教学改革之现状》的报告，还有南方医科大学彭鸿娟教授的《幕课背景下医学寄生虫学在线课程教学的挑战》、第四军医大学李英辉教授的《敢于亮剑善于用剑》、人民卫生出版社宋鑫鑫编辑的《人卫幕课在线课程设计的要素》、华中科技大学雷家慧教授的《幕课视角下的人体寄生虫学教学改革的探索》、广西医科大学刘登宇教授的《基于自主学习理念的寄生虫之歌趣味竞赛探索》和宁波大学医学院柳建发教授的《寄生虫—历史—世界》等报告。专家的报告精彩纷呈，现场互动热烈。通过专题报告和讨论，代表们对"幕课"有了进一步的理解和认识，围绕如何应用该教学模式提升人体寄生虫学课程教学质量展开了深入讨论。本次会议还专门邀请中国疾病预防控制中心寄生虫病预防控制所陈家旭研究员作了《我国首例锥虫病的确认》的专题报告，提高了大家对输入性寄生虫病防治工作重要性的认识。本次研讨会主题明确、研讨深入、焦点集中、气氛活跃，特别是 40 岁左右的中青年教师已成为专题报告和研讨发言的主体，充分展示了人体寄生虫学课程建设所取得的成绩和学科发展的后劲。

出席本次教学研讨会的各位代表对会议承办单位第四军医大学基础医学院及赵亚教授团队表示衷心的感谢和崇高的敬意。经过协商，代表们决定 2016 年全国人体寄生虫学教学改革与课程建设研讨会由徐州医学院承办。

（吴忠道　赵亚）

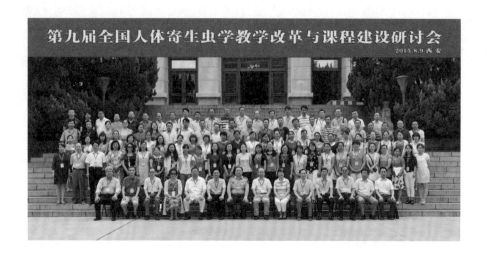

十、第十次会议在徐州召开

2016 年 7 月 21 日，第十届全国人体寄生虫学教学改革和课程建设研讨会（以下简称"研讨会"）在江苏省徐州市召开。本次会议由徐州医科大学承办，包括中山大学、复旦大学、华中科技大学、中南大学、成功大学在内的 52 所高校或研究机构的 120 位代表出席了会议。大会执行主席、徐州医科大学校长郑葵阳教授在开幕式上致欢迎辞，蔡红星副校长出席并主持了开幕仪式。郑校长在致辞中首先表达了对参会代表的热烈欢迎，介绍了徐州医学院改名徐州医科大学及其发展历史，并结合我国医改和医学教育新要求，分享了他对人体寄生虫学课程在卓越医学人才培养中重要作用的思考。大会主席、中山大学吴忠道教授也作了发言，他首先回顾了研讨会的组织发起过程及前九届会议召开情况。他指出，研讨会自 2007 年举办第一届以后，坚持每年举行一次，已连续举办了 9 次，今年是第十届，这表明全国同行对人体寄生虫学教学改革和课程建设的重视，并对研讨会这一交流平台和运行机制表示高度认可，相信在全国同行的积极参与和支持下，研讨会一定能继续办下去。最后，他对全国各高校寄生虫学学科同行对研讨会的支持和积极参与表示感谢。

本次研讨会的主题是"新形式、新探索——卓越医学人才培养背景下的医学寄生虫学教育"，安排 18 个大会报告。围绕"寄生虫学再认识"的议题，吴忠道教授（中山大学）作了《寄生虫感染与利用》的报告，沈继龙教授（安徽医科大学）作了《卫生假设——共生关系的哲学考证》的报告，柳建发教授（宁波大学）作了《生命、寄生虫、哲学》的专题报告；围绕"教学改革与课程建设"的议题，辛致炜教授（台湾成功大学）作了《教育 4.0 概念（台湾地区教育新概念）下的寄生虫学教学》的报告，彭鸿娟教授（南方医科大学）作了《医学寄生虫学实践资源建设》的报告，陈家旭研究员（中国疾病预防控制中心）作了《中国寄生虫病防治的新形势与新任务》的报告，程彦斌教授（西安交通大学）作了《寄生虫学在整合课程教学中的实践》的报告，胡旭初副教授（中山大学）作了《寄生虫学教学过程对学生创新思维的培养》的报告，刘彦老师（南华大学）作了《数字化技术在寄生虫学教学工作中的运用》的报告，付琳琳副教授（徐州医科大学）作了《徐州医科大学寄生虫学教学改革探索》的报告，赵亚教授（第四军医大学）作了《国家医学电子书包内容建设及院校合作简介》的报告，曹晋老师（人民军医出版社）作了《更新起点上的医学教材数字化建设》等专题报告。在自由发言阶段，王英教授（第三军医大学）的"人体寄生虫学教学的互补课程——热带医学"、邵红霞老师（复旦大学）的"病原生物与人类——中国大学 MOOC 混合式教学的反思"、杨光教授（暨南大学）的"一带一路背景下侨校人体寄生虫学教学改革的思考"、何力教授（武汉大学）的"武汉大学基础医学院本科教学与改革"、王婷副教授（华中科技大学）的"学海拾贝"、朱春潮老师（南昌大学）的"关于MBBS 的一点教学体会"等专题发言精彩纷呈。参会代表对"人体寄生虫学"的定义提出了新观点，对人体寄生虫学与微生物学、免疫学等学科整合及课程建设进行了广泛和深入的交流。成功大学辛致炜教授有关"T 型人才"和"跨课连接"等新理念和教学模式的精彩报告，更是引发了参会老师的广泛兴趣。大会发言和讨论分别由陈晓光教授（南方医科大学）、任伯绪教授（长江大学）、夏超明教授（苏州大学）、王中全教授（郑州大学）、季敏君教授（南京医科大学）、赵亚娥教授（西安交通大学）、郑葵阳教授（徐州医科大学）和沈继龙教授（安徽医科大学）主持。

本次研讨会一个最明显的特点是超过半数以上的参会代表是 40 岁以下的青年教师。青年教师的热情参与、主动发言，不仅很好地展示了他们在人体寄生虫学教学改革与课程建设中所取得的成绩，更表现出新一代教师对人体寄生虫学专业的热爱和执着，这是我国人体寄生虫学学科可持续发展的希望。老一辈寄生虫学家吴中兴教授专程来徐州参加了研讨会。2016 年，吴中兴教授已 81 岁，曾任徐州医学院寄生虫学教研室主任、江苏省寄生虫病研究所所长。尽管他早已退休，但仍一直关心着我国的人体寄生虫学学科发展和课程建设。他不仅全程参会，还主动参与讨论，并对本次会议作了全面的点评，对进一步加强课程建设以适应医学人才培养的需要提出了许多建议性意见。他特别强调，在我国全面实现小康社会和精准扶贫的进程中，人体寄生虫学教学要跟上形势发展的需要，要在教学内容、教学方法和教学模式上积极改革创新。吴中兴教授对事业的热爱和健康积极的人生态度给参会代表极大的鼓舞和激励。本次研讨会从上午 8：30 开始，一直持续到晚上 7：00 结束，报告精彩、讨论热烈，达到了预期目的。经过大会的讨论和表决，代表们决定 2017 年的研讨会（第十一次）由复旦大学基础医学院承办、2018 年的研讨会（第十二届）拟由蚌埠医学院承办。全体参会代表对徐州医科大学领导对研讨会的重视和支持，对会务组的精心组织和热情接待表示衷心的感谢。

为做好本次会议的筹备工作，2016 年 3 月 26 日，中华预防医学会医学寄生虫分会教育学组成立，预备会议在湖北荆州长江大学医学院举行。长江大学医学院院长任伯绪教授出席了会议，经过讨论，确定正式向中华预防医学会申请成立医学寄生虫分会教育学组，并建议从第十一次全国人体寄生虫学教学改革和课程建设研讨会开始，会议的指导单位为中华预防医学会，主办单位为中华预防医学会医学寄生虫分会，教育学组和相关院校一起负责会议的组织工作。

（吴忠道　郑葵阳）

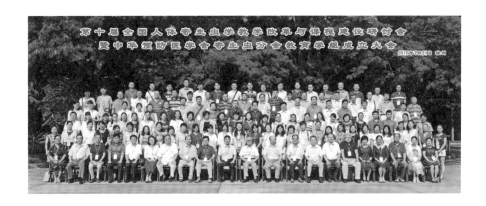

中华预防医学会

预会函[2017]21号

中华预防医学会关于
同意医学寄生虫分会成立
教育学组的批复

医学寄生虫分会：

　　你分会《关于成立中华预防医学会医学寄生虫分会教育学组的申请》及相关材料收悉。按照《中华预防医学会分支机构管理办法》中有关专业性学组成立的要求以及组长、副组长、成员的任职条件等，我会相关部门对申报材料进行了形式审查，提交秘书长办公会审批，同意你分会成立教育学组。

　　希望你分会加强对教育学组工作的指导与管理，规范有序的开展学术活动，促进学科发展和人才培养。

　　特此批复。

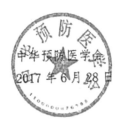

2017 年 6 月 28 日

十一、第十一次会议在上海召开

　　第十一届全国人体寄生虫学教学改革与课程建设研讨会于 2017 年 7 月 28 日在上海复旦大学基础医学院明道楼会议厅举行。本次会议由中华预防医学会医学寄生虫分会教育学组主办，复旦大学基础医学院病原生物学系和复旦大学基础医学院分子病毒学重点实验室承办，会议的主题是"互联网 E 时代的寄生虫学教学创新"。来自全国 66 所高等医学院校的 143 位代表出席了会议，吴中兴、卢思奇、余新炳和王恒等资深教授以及成功大学辛致炜教授也亲临本次会议指导。复旦大学党委副书记、病原生物学系主任袁正宏教授出席了开幕式，并致欢迎辞。他首先代表复旦大学和基础医学院对来自全国各高校的会议代表表示热烈欢迎。袁正宏教授介绍了复旦大学医科的历史和现状，以及他对人体寄生虫学在病原生物学学科建设和医学人才培养中作用的理解。作为一名从事病毒学研究的知名教授，他对出席本次会议的寄生虫学教师的敬业精神和对学科的热爱表示钦佩，希望学科同仁在重视人体寄生虫学专业课建设的同时，也要重视寄生虫学通识课建设，以进一步提升人体寄生虫学课程在医学人才培养和非医学专业人才培养中的作用。2017 年是复旦大学上海医学院创建 90 周年，他欢迎各位代表在会议期间到新建成的病原生物学大楼参观考察。

　　本次教学研讨会是第一次以中华预防医学会寄生虫学分会教育学组的名义召开。中华预防医学会医学寄生虫分会理事长、中国疾病预防控制中心寄生虫病预防控制所所长周晓农教授到会祝贺。他首先代表中华预防医学会致辞，并宣读了成立中华预防医学会寄生虫学分会教育学组的批复。教育学组由 40 位成员组成，中山大学吴忠道教授任组长、南京医科大学苏川教授和复旦大学程训佳教授任副组长。教育学组的成立，标志着我国高等医学院校寄生虫学教学与科研与我国寄生虫病防治实际的更紧密的联系，为进一步提升我国人体寄生虫学和寄生虫病人才培养和学科水平提供了新的学术交流平台。随后，会议进入大会报告阶段。陈家旭教授作了《国家寄生虫种质资源共享服务平台》的报告，周晓农教授作了《"一带一路"寄生虫病防控战略与挑战》的报告，成功大学辛致炜教授作了《亲密的敌人——医学寄生虫学慕课课程设计》的报告，王恒教授作了《网络视频和信息技术在医学寄生虫学中的应用》的报告，许汴利教授作了《流行病学思路与方法的应用——理论与实践的结合》的报告，吴忠道教授作了《临床导向的寄生虫学课程建设》的报告，董惠芬教授作了《融合模块模式下人体寄生虫学实践模式的探讨》的报告，朱淮民教授作了《"523"任务及青蒿素研发》的报告，程训佳教授作了《翻转课堂和虚拟实验在寄生虫学实验教学中的应用》的报告。各位教授的报告介绍了新形势下寄生虫病的现状与需求、寄生虫学与寄生虫病临床及防治实践的有机结合、人体寄生虫学的课程建设与教学模式改革等内容，反映了我国人体寄生虫学工作者对学科建设和发展的新观点、新见解，与会代表围绕上述报告进行了深入、广泛的交流。本次研讨会由大会执行主席程训佳教授主持，吴忠道、郑葵阳、辛致炜和王恒教授分别主持了上、下午的大会报告，并对报告作了点评。会上还插播了由中山大学中山医学院与中山大学音像出版社制作的宣教片《肝吸虫病的防治》。

报告会结束后，举行了微课比赛颁奖仪式。本次研讨会向全国各个高等院校的教师征询了微课教学视频进行展示和比赛，受到了教师们的积极响应。微课评审主要包括以下方面：课程制作，包括视频制作流畅度、多媒体的应用与衔接、形式新颖性；微课内容，包括条理清晰、概念准确、微课课件能有效配合教学内容、突出重点；讲授过程，包括语言表达准确、讲述清晰、教学内容娴熟准确、准确把握课堂节奏；同时，还有与学生互动性的要求，讲授中有无应用有效的采用启发式教学，拓展学生思维空间，激发学生学习兴趣，有无注重对学生学习方法的指导资源，等等。经过资深专家的评审，复旦大学基础医学院冯萌老师的《日本血吸虫生活史及致病》获得创意奖，中山大学中山医学院孙希老师的《华支睾吸虫生活史》获得一等奖，华中科技大学同济医学院王婷老师的《"福寿螺"事件》和中南大学湘雅医学院蒋立平老师的《日本血吸虫的生活史》获得二等奖，江南大学医学院程洋老师的《疟原虫生活史》、广西医科大学基础医学院战廷正老师的《滚蛋吧，瘟神君》和华中科技大学同济医学院关飞老师的《人兽共患的弓形虫病》获得三等奖。吴中兴教授、程训佳教授、余新炳教授和卢思奇教授分别为获奖教师颁奖。

会议的最后一个环节是讨论下一届会议的承办单位。多家单位提出申请，积极申办下一年的教学研讨会。经过与会代表的热烈讨论，代表们决定2018年第十二次教学研讨会由贵州医科大学承办。本次教学研讨会议的执行主席是复旦大学基础医学院副院长程训佳教授，由复旦大学会务组团队精心筹备和组织，为本次会议的顺利召开付出了辛勤汗水。全体参会老师对复旦大学基础医学院、本次会议筹备组以及病原生物学系研究生志愿者表示衷心感谢。

（吴忠道 程训佳）

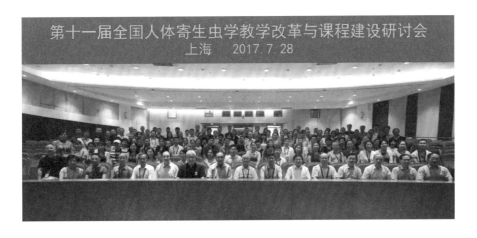

十二、第十二次会议在贵阳召开

2018 年 8 月 7 日，第十二届全国人体寄生虫学教学改革与课程建设研讨会在贵州医科大学道德讲堂举行。本次教学研讨会由中华预防医学会医学寄生虫分会教育学组主办，贵州医科大学基础医学院承办，大会主题为"新时代人体寄生虫学的新任务、新作为、新贡献"。本次教学研讨会也是贵州医科大学献礼建校八十华诞的重要校庆活动之一。来自全国 61 所高等医学院校、科研院所的 163 名代表出席了本次教学研讨会。南京医科大学原校长吴观陵教授、贵州医科大学原校长包怀恩教授、中山大学中山医学院余新炳教授、安徽医科大学沈继龙教授等知名寄生虫学专家莅临会议。出席会议的还有中国疾病预防控制中心寄生虫病预防控制所所长周晓农教授、徐州医科大学校长郑葵阳教授、南京医科大学基础医学院院长苏川教授、南方医科大学公共卫生与热带医学学院副院长陈晓光教授、国家杰出青年科学基金获得者复旦大学胡薇教授、台湾成功大学辛致炜教授等中青年学科带头人。辛致炜教授已连续 6 次专程来内地参加教学研讨会。

贵州医科大学海外教育学院副院长吴家红教授主持大会开幕式，贵州医科大学副校长罗俊教授、基础医学院程柱教授到会祝贺。罗俊副校长发表了热情洋溢的讲话，他介绍了学校的光辉办学历史和发展现状，对各位老师来校参加本次教学研讨会表示热烈欢迎，中华预防医学会医学寄生虫分会教育学组组长、中山大学中山医学院党委书记吴忠道教授代表会议组委会讲话。他回顾了前十一届教学研讨会的举办情况，介绍了本次会议的筹办过程和本次会议的议程安排。他特别指出，贵州医科大学是我国最早设置寄生虫学学科的医学院校之一，首任院长李宗恩博士在我国丝虫病的防治研究中做出了重要贡献，著名寄生虫学家金大雄教授、李贵真教授、王菊生教授、顾以铭教授、毛克强教授等都曾先后在贵州医科大学工作。近年来，在包怀恩教授的带领下，贵州医科大学在绦虫和医学昆虫研究领域取得了丰硕的成果，为我国人体寄生虫学的人才培养和学科发展做出了重要的贡献。2018 年恰逢贵州医科大学建校八十华诞，由贵州医科大学承办第十二届教学研讨会，特别有纪念意义！

大会围绕本次会议主题，安排了 14 个大会报告。其中，《一带一路对寄生虫学学科发展的机遇与挑战》（周晓农教授）、《贵州医科大学人体寄生虫学学科的历史与现状》（吴家红教授）与《中国医学寄生虫学发展史》（王婷副教授）等报告总结回顾了我国人体寄生虫学的起源、发展与现状，提出了在新形势下如何抓住机遇、迎接挑战，促进我国人体寄生虫学发展的建议；《教好人体寄生虫学，服务一带一路建设》（吕芳丽教授）、《新时代教育改革形势下的纸数融合教材人体寄生虫学（第九版）》（程彦斌教授）及《医学寄生虫学精品在线开放课程建设与实践》（梁韶辉教授）等报告，分享了如何利用新技术融入人体寄生虫学教学过程的宝贵经验；《关于国外经典教科书有关论点的质疑》（沈继龙教授）与《多维度教学法在寄生虫学教学上的应用》（辛致炜教授）和《组学研究对寄生认识的深化》（胡薇教授）等报告，引发了与会代表对人体寄生虫学这一传统优势学科如何应用现代教学理念和前沿科技理论，促进创新发展的思考；《一带一路，健康全球——圣多美和普林西比民主共和国抗疟工作侧记》（余新炳教授）、《寄生虫病临床诊断中存在的问题——从非洲务工人员诊断说起》（曾庆仁教授）、《中国血吸虫病关键防治技术在非洲的转化应用》（杨坤研究员）、《输入性双脐螺与非洲血吸虫病的传播风险》（吴忠道教授）和《开展与一带一路国家实质性科研合作的体会》（吕志跃教授）等报告，引发了与会代表对如何以国家战略需求为导向，积极寻找学科新增长点，努力培养创新人才的热烈讨论。郑葵阳教授、陈晓光教授、苏川教授、牟荣教授分别主持了上午和下午的专题报告会。

自由发言部分由吕志跃教授主持。吴观陵教授对教学研讨会的报告进行了点评。他指出，人体寄生虫学曾经是一门具有重要学术影响力和学术引领作用的基础医学学科。老一辈寄生虫学专家为此辛苦耕耘，创造了辉煌的学术成就。但是，随着疾病谱的变化，人体寄生虫学学科建设和医学院校的人体寄生虫学课程建设正面临着严峻的挑战：学科建设被忽视、课程的学时数被压缩、优秀人才不足。面对困难和挑战，他希望大家主动作为，努力适应现代生物医学发展以及医学教育发展新趋势，面向科学前沿和国家战略需求，积极参与国家基础医学珠峰计划，不断强化学科的前沿性、创新性、引领性意识，努力开创学科建设的新局面；他还特别希望青年学者快速成长。空军军医大学赵亚教授代表青年人体寄生虫学工作者作了发言，表达了不忘初心，努力将这门具有优良学术传统的经典基础医学学科传承和发展的决心。吴忠道教授作了总结发言。他指出，教学研讨会是高校学科同仁进行教学经验交流和学术研讨的平台，出席本次会议的有160多位老师，表明我国高校有一支热爱和坚守人体寄生虫学教学科研的队伍，大家对学科的发展也充满自信，这是本学科振兴发展的基础。我们应该积极主动地参与服务健康中国和"一带一路"建设，在服务中促进学科的创新发展。本次会议筹备工作充分、精细，会议内容丰富，组织工作有序、高效，全体代表对贵州医科大学基础医学院和以吴家红教授、牟荣教授领导的会务团队表示衷心感谢。大会决定2019年的第十三届教学研讨会由安徽蚌埠医学院承办。

（吴忠道　吴家红）

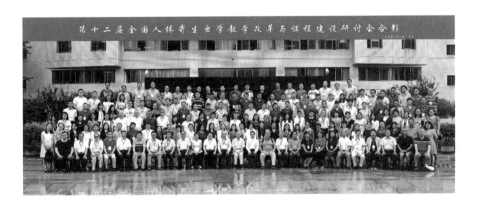

十三、第十三次会议在蚌埠召开

2019 年 8 月 7 日，第十三届全国寄生虫学改革与课程建设研讨会在蚌埠召开。参加本次会议的代表共 113 人，分别来自北京大学、清华大学、复旦大学、中山大学、首都医科大学、南京医科大学、南方医科大学等 57 所高等医学院校，会议由蚌埠医学院承办。本次会议的议题是"国际视野与新时代人体寄生虫学教育"，内容包括：①国际视野与新时代人体寄生虫学教学改革和课程建设；②全国人体寄生虫学优秀微课作品展示。蚌埠医学院副校长陈昌杰教授出席了开幕式并致辞，对本次会议在蚌埠召开表示祝贺。吴忠道教授（中山大学）、方强教授（蚌埠医学院）、周晓农所长（中国疾病预防控制中心寄生虫病预防控制所）担任本次会议的共同主席，吕志跃教授（中山大学）、夏惠教授（蚌埠医学院）担任执行主席。

简短的开幕式结束后，即进入会议报告阶段。中山大学中山医学院吴忠道教授作了《建设中国寄生虫病防治理论与实践课程的思考》的报告，他认为我国寄生虫病防治是中国特色社会主义建设成就的典型例子，可以在高校思想政治课建设中发挥特殊的作用；他建议将中国寄生虫病理论与实践课程作为思政选修课，并就课程建设的思路作了介绍。成功大学的辛致炜教授作了《从设计思维看寄生虫学教学设计》的报告，他向大家分享了本校以学生为本、激发学生的学习兴趣和自主学习能力为出发点，开展人体寄生虫学通识课程建设的设计理念及经验。南京医科大学基础医学院季旻珺教授作了《人体寄生虫学课程思政的实践与思考》的报告，介绍了在人体寄生虫学教学过程中，如何利用人体寄生虫或病原学的内容，发挥思想政治教育作用的思考和理念，分享了她在加强课程思政建设方面的积极探索。郑州大学医学院王中全教授作了《河南省罕见与进口寄生虫病病例分析》的报告，分享了他在少见或输入性寄生虫病诊断方面的经验和体会。他还针对目前的人体寄生虫病被忽视的现状，提出了加强寄生虫病病原诊断人才培养的具体建议。蚌埠医学院杨小迪教授作了《基于四个回归的人体寄生虫学教与学改革探索》的报告，介绍了蚌埠医学院寄生虫学教研室在课程改革与建设方面所取得的成绩，也分享了他们在课程思政方面所作的积极探索。南方医科大学公共卫生学院彭鸿娟教授作了《应用慕课混合教学促进学生寄生虫病诊疗防治能力的培养》的报告，分享了她在人体寄生虫学慕课建设和应用方面的经验，并提出了如何在教学实践中综合使用慕课资源的思路和建议。中山大学中山医学院吕志跃教授作了《医学寄生虫虫质资源库的构建与虚假仿真实验课程设计与实践》的报告，介绍和分享了中山医学院在寄生虫虫体标本的收集、保存、利用和数字化建设方面的做法和经验，并演示了正在申报的虚拟仿真实验教学项目的视频。复旦大学上海医学院邵红霞老师作了《以教学为中心的混合式教学——基于 FD－QM 课程设计与实践》的报告，介绍了她主持的"病原生物学与人类"的慕课建设及应用情况，分享了她在慕课建设中的经验以及混合式学习模式的实践体会。南方医科大学公共卫生学院李华教授作了《虚实融合的预防医学实践教学体系——虚拟仿真实验的设计与实施》的报告，结合国家虚拟仿真实验教学项目的申请，分享了南方医科大学在公共卫生应急演练虚拟实验教学方面的建设经验以及如何申报国家级虚拟仿真实验教学项目的经验和建议。天津医科大学基础医学院张显志副教授作了《教育部来华留学英语师资培训（医学）第20期（人体寄生虫学）汇报》的报告，分享了天津医科大学在MBBS教育方面的成功经验。华中科技大学同济医学院王婷副教授作了《学海拾贝》的报告，她结合人体寄生虫学教材中的一些有待讨论的知识点或概念，谈了自己的学术观点或认识，分享了自己对教学研讨的体会和收获，展示了一位青年教师对教学工作的热爱和追求卓越的精神。

本次会议还在会前组织了人体寄生虫学微课比赛活动。会议组织了17个微课作品进行展示，分别是认识广州管圆线虫（梁韶晖）、寄生虫与宿主（张显志）、美味的陷阱——肝吸虫感染（周秀芝）、细粒棘球绦虫（单骄宇）、细粒棘球绦虫生活史（潘伟）、日本裂体吸虫生活史（吴宁）、蛔虫形态（许静）、离奇的高烧——浅谈黑热病的防治（沈燕）、猪肉中的致病因子——旋毛虫的形态与生活史、身边的吸血鬼（杨茜）、吃鱼生惹的祸——华支睾吸虫（湛孝东）、备有受诺奖青睐的孢子虫——认识疟原虫（赵莉平）、链状带绦虫（徐晓青）、毛首鞭形线虫生活史（刘湘叶）、寄生虫的危害与寄生虫病的现状（刘转转）、吸虫生活史（付琳琳）、人体寄生虫学总论（陶志勇）。本次会议的主办单位中华预防医学会寄生虫病分会为参展项目颁发了优秀微课证书，以资鼓励。

余新炳、沈继龙、诸欣平等资深教授出席了本次会议。老一辈寄生虫学家吴观陵教授、李雍龙教授等对会议成功举办表示祝贺。各位参会代表围绕本次会议的主题开展了热烈的讨论。立德树人、思政课、课程思政、课程体系建设、金课、课程设计、数字化、资源库、慕课等成了会场上出现频率最高的关键词，充分展示了我国高校寄生虫学工作者"不忘初心、牢记使命"，认真落实立德树人的根本使命，以建设"金课"为目标，不断推进人体寄生虫学课程建设的思考与实践成果转化，完全契合了"全国人体寄生虫学教学改革与课程建设研讨会"的预设目标。

8月8日，代表们还来到蚌埠医学院新校区，参观了校史馆和教学实验室，与寄生虫学教研室的老师进行了交流，观看了微课作品展播。蚌埠医学院为安徽省省属普通高等医学院校，1958年7月，由上海第二医学院（现上海交通大学医学院）援建创立，是国家首批具有学士和硕士学位授予权单位，拥有医学、理学、工学、管理学4个学科门类，23个本科专业，全日制在校本科生13000余名，硕士研究生1000余名（含留学生）。现有2所直属附属医院，13所非直属附属医院和多家教学医院、实习医院和实习基地。在61年的办学历程中，蚌埠医学院铸就了"艰苦创业、严谨治学、精诚为医、团结奉献"的蚌医精神，凝练出"笃学、精业、修德、厚生"的校训，培养出10万余名高素质医药卫生人才，包括刘德培院士、段树民院士、陈孝平院士、王福生院士等医学科学领军人物，为国家医药卫生事业和经济社会发展做出了重要贡献。蚌埠医学院正朝着建成"全国知名区域一流的高水平医科大学"的奋斗目标而努力。通过参观交流，代表们对这所地处淮河流域重要交通枢纽城市的蚌埠医学院有了进一步的了解，对蚌埠医学院在人才培养方面取得的突出成绩给予了高度认可和评价。

最近，徐州医科大学举行了全国基础医学教学研讨会，教育部有关领导作了《严起来、难起来、实起来、忙起来，把医学教育质量实实在在提起来》的专题报告。"超前识变、积极应变、主动求变"等加强教学质量的要求对于提升人体寄生虫学课程建设水平具有指导意义。我们要以习近平新时代中国特色社会主义思想为指导，按照"服务生命全周期，呵护健康全过程"的医学教育新思路，适应新医科建设的新要求，努力将人体寄生虫学课程建设成"金课"，为健康中国培养高质量的人才做出我们"寄生虫学人"应有的贡献。

代表们经过热烈讨论，决定第十四届全国人体寄生虫学教学改革与课程建设研讨会由温州医科大学基础医学院承办，建议 2021 年度的第十五届会议由江南大学医学院或武汉大学基础医学院承办。代表们感谢蚌埠医学院承办本次会议，感谢方强教授、夏惠教授及其团队高效、热情的会务工作。大家期待在温州医科大学再次相会，期待在 2020 年的教学会议上展示出新的课程建设成果。

（吴忠道　方强）

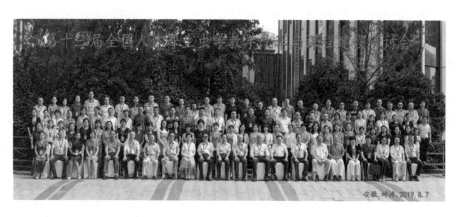

十四、疫情下的特别会议在上海召开

2020 年 10 月 21—23 日，全国人体寄生虫学教学改革与课程建设研讨会在上海举行，会议主题是"新冠疫情常态化下人体寄生虫学课程建设与科普"。会议由中山大学中山医学院党委书记吴忠道教授主持，来自全国近 50 所高校的 150 余名代表线下线上参加了会议。吴教授首先感谢主办方的精心组织与安排，感谢与会代表克服困难积极参会，并对此次会议的筹备过程和主题选定作了介绍。全国人体寄生虫学教学改革与课程建设研讨会坚持办会十三届，已成为"寄生虫学人"的教育、教学、人文精神的交流共享的平台。虽然此次受新冠疫情和教学任务等因素的影响，全国的"寄生虫学人"依然热情不减，结合自身专业知识与新冠疫情诸多环节展开讨论，积极通过线上与线下的方式围绕着"新冠疫情"背景与"人体寄生虫学课程"建设这一主题分享各自的真知灼见。9 位教师在现场发言，南方医科大学公共卫生学院副院长彭鸿娟教授的《后疫情时代医学寄生虫学理论＋实践混合式教学设计》、中山大学中山医学院吕芳丽教授的《新冠肺炎疫情背景下人体寄生虫学的新视角与新挑战》、南京医科大学教务处副处长季旻珺教授的《〈一带一路与全球健康〉通识教育与寄生虫学教学的融合式设计》、温州医科大学梁韶晖教授的《疫情常态化下医学寄生虫学课程建设及教学实施》、中南大学湘雅医学院蒋立平教授的《新冠肺炎疫情常态化下医学寄生虫学线上线下混合式教学的探索与应用》报告分别从各自不同的角度深入讨论了人体寄生虫学与新冠疫情的共同、共通、内在、外在的影响与联系。华中科技大学同济医学院刘文琪教授的《人体寄生虫学案例式思政课堂的系统化设计及大数据评估》、山东大学医学部丛华教授的《人体寄生虫学在线课程建设及线上线下混合式教学的开展》、三峡大学医学院杜幼芹教授的《基于"雨课堂"平台在线授课在人体寄生虫学教学中的应用》、复旦大学医学院冯萌副教授的《基于 FD－QM 标准的人体寄生虫学混合式课程设计》报告结合各自在人体寄生虫学的教学改革实践，与大家分享了教学新方案和新思考。连续 11 次参会的成功大学辛致炜教授通过线上视频方式，作了《台湾寄生虫学史开放式课程建置——从收集、企划到制作》的报告，分享了他在开发式课程的构建方面的思路与宝贵的制作经验。

本次研讨会首次通过线上、线下全程直播会议内容，并在会议期间展示了此次会议征集的科普作品。这种全新的会议体验，得到了线上线下老师们的积极响应与一致认可。会议前期准备过程中，得到了中国疾控中心寄生虫病预防控制所、中山大学中山医学院、江南大学的老师们的通力协作。会议结束时，吴忠道教授表示此次会议因为新冠肺炎疫情的原因变得特殊，但会议能顺利举办且富有成效实属不易，他代表组委会对参会代表表示衷心感谢。经过商量，下一届教学研讨会将在温州医科大学举办。

（吴忠道　程洋）

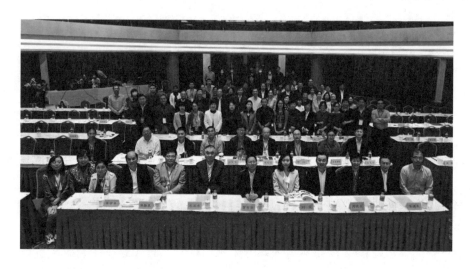

十五、第十四次会议在温州召开

2021年7月26—28日，第十四届全国人体寄生虫学教学改革与课程建设研讨会在温州召开，会议由中华预防医学会医学寄生虫分会和中山大学中山医学院主办，温州医科大学承办。参加本次会议的代表共80人，分别来自北京大学、清华大学、武汉大学、中山大学、南方医科大学、中南大学、海南医学院、广西医科大学、重庆医科大学、杭州医学院等26所高等医学院校。由于受台风"烟花"、多地暴雨以及新冠疫情等多重因素影响，原报名参会的30所高校的60多名代表只能以线上方式参会。温州医科大学曹建明副校长出席了开幕式并致辞，对本次会议在温州召开表示祝贺。吴忠道教授（中山大学）和梁韶晖教授（温州医科大学）担任本次会议的共同主席，吕志跃教授（中山大学）、齐永芬教授（北京大学）、董惠芬教授（武汉大学）、刘登宇教授（广西医科大学）担任执行主席。

2020—2021年，全国人体寄生虫学教学改革与课程建设取得丰硕成果。中山大学人体寄生虫学获评国家级课程思政示范课程，温州医科大学、南方医科大学、广西医科大学的寄生虫学课程获评首批国家级线上一流课程，昆明医科大学、华中科技大学的寄生虫学课程获评首批国家级线上线下混合式一流课程。本次会议的主题是"新征程中人体寄生虫学课程建设的新目标、新任务和新作为"，内容包括：基于线上教学的探索与实践、融入大健康理念的课程建设、课程思政的经验分享。本次会议为一年来各高校在人体寄生虫学教学改革与课程建设所取得成绩提供了集中展示和交流的机会。

在会上，获得国家级认定的课程负责人分别分享课程建设经验。中山大学中山医学院吴忠道教授作了《对人体寄生虫学课程思政建设的思考与实践》的大会报告。作为寄生虫病防治的基础性课程，加强人体寄生虫学课程思政是医学院校扎根中国大地，培养出人民信赖的好医生的必然要求。吴忠道教授认为，我们从事寄生虫学教学的老师，应从培养社会主义事业和实现中华民族伟大复兴的接班人、建设者的战略高度，提高对人体寄生虫学课程在高素质医学人才培养中的作用的认识，既要有信心，也要有决心，努力在守正创新上下功夫，将本门课程打造成"金课"、示范课，为实现卓越医学人才培养目标做出"寄生虫学人"积极的、重要的贡献。温州医科大学梁韶晖教授以医学寄生虫学课程为例，介绍了国家级一流本科课程建设与应用，该课题以学为中心的线上学习+线下课堂的"混合式教+学模式"，以岗位胜任力为导向，线上自主学习与线下临床案例讨论课结合，有效培养学生的医学知识运用与终身学习能力、人际沟通能力和团队合作能力。南方医科大学公共卫生学院彭鸿娟教授作了《虚实混合、学用融合，促进学生寄生虫病诊防治能力培养》的报告，分享了她在人体寄生虫学慕课建设和应用方面的经验，并提出了如何在教学实践中综合使用慕课资源的思路和建议。广西医科大学刘登宇教授《基于学生中心的多阶融合人体寄生虫学教学创新实践》的报告，鼓励学生以说唱、漫画的形式多维度学习人体寄生虫学知识，学生自主学习低阶性知识，教师引导高阶性知识，拓展学习的深度和广度。中山大学公共卫生学院 One Health 研究中心主任陆家海教授作了《人类卫生健康共同体的新策略——one health》的大会报告，面对人兽共患传染病、慢性非传染性疾病、抗生素耐药、全球环境变化、空气污染等人类健康面临的共同挑战，陆家海教授认为应通过跨学科、跨部门、跨地区的合作与交流，关注人—动物—环境交界面，将人类传染病的预防关口前移，保障人类、动物和环境同一健康。清华大学医学院吴宁副教授分享了《线上授课、线下讨论、辅以实验——医学寄生虫学混合式教学改革实践》。医学寄生虫学是清华大学医学院临床医学（八年制）专业核心课，其以学生为中心的课程设计包括慕课课程、课前准备、课上讨论和实验实践 4 个环节。慕课课程由学生自主学习、教师支持，课前准备和课上讨论由组长组织、教师引导辅助，实验实践由学生动手操作、教师指导。医学寄生虫学混合式教学改革实践深受学生喜爱和好评。北京大学基础医学院鱼艳荣副教授分享了 2020 年新冠疫情时期《医学寄生虫学在线评价系统的探索和实践》，即在超星学习通平台上传授课视频、参考资料、安排学习任务，应用腾讯会议实施在线翻转课堂，与学生在线互动、答疑解惑，探索医学寄生虫学在线学习评价新模式。中南大学蒋立平副教授分享了《新冠肺炎疫情常态化下医学寄生虫学线上线下混合式教学的探索与实践》。石河子大学医学院姜素华副教授作了《人体寄生虫学线上线下混合式教学的探索与实践》的报告。诸多院校的混合式教学实践，建立了大量宝贵的寄生虫学数字资源、病例库，切实提高了医学人才培养质量。陆军军医大学徐文岳教授分享了《新军事医学教育理念下的人体寄生虫学课程改革》，即结合"立德树人，为战育人"的新时代军事医学教育方针，以感染方式重组教学内容，聚焦虫媒和虫媒病、食源性寄生虫病、血吸虫病等内容，突出军事特色，培养解决临床实际问题和科研思维能力。中山大学中山医学院吕芳丽教授刚刚援非回国，她根据在非洲指导疟疾防治工作的体会，在线分享了《新型冠状病毒肺炎疫情下对医学留学生人体寄生虫学教学的思考》。吕芳丽教授提出需要从留学生认识寄生虫学课程重要性、适当增加生源国重要寄生虫病教学内容、加强英文数字资源建设等建议，不断提高医学留学生的教学质量，适应生源国对医疗卫生人才的需求。华中科技大学同济医学院王婷副教授作了《学海拾贝之四》的报告，每年针对教学实践中发现的新问题，她广泛收集中英文资料，深入询证，展示了一位青年教师对教学工作的热爱和追求卓越的精神。

会议期间，代表们还参观了温州医科大学茶山校区校史馆、人体科学馆、生物医药科研楼。温州医科大学秉持"仁肃勤朴、求是奋发"的校训，坚持特色立校、人才强校、文化兴校，逐渐形成了"以特色学科引领和带动全面发展，以推进国际化进程提升办学水平，以医疗和产学研一体化服务于地方经济社会发展"的办学特色，探索出了一条地方高等院校的强校之路。会议期间还召开了全国高等医学院校长学制临床医学专业《人体寄生虫学》（人民卫生出版社第4版）编委会议。本次会议由温州医科大学承办，大家克服重重困难，使会议圆满结束，体现了全国人体寄生虫学同道精诚团结、砺而弥坚的奋斗精神。代表们经过热烈讨论，决定第十五届全国人体寄生虫学教学改革与课程建设研讨会由海南医学院或中山大学中山医学院承办。

（吴忠道　梁韶晖）

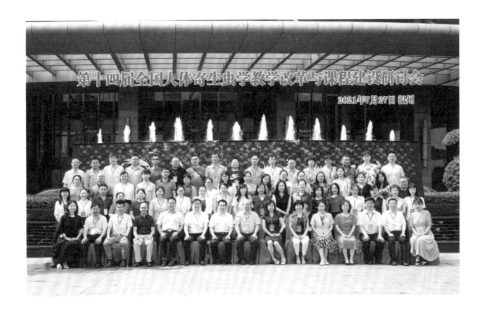

十六、第十五次会议在广州召开

2022 年 7 月 16 日，第十五届全国人体寄生虫学教学改革和课程建设研讨会在中山大学中山医学院线上线下同步隆重召开。本次会议由中山大学中山医学院主办，广东省寄生虫学会、中山大学热带病防治研究教育部重点实验室、国家原子能机构核技术（昆虫不育）研发中心、广东省媒介生物防制技术工程中心、安徽医科大学基础医学院、广州市医学会细胞形态学诊断分会协办。本次会议的主题是"疟疾消除后的人体寄生虫学学科与课程建设面临的机遇和挑战以及乡村振兴战略与新时代我国寄生虫学教学改革"。来自全国 45 个高等院校和科研院所的 327 位从事寄生虫学或寄生虫病教学科研及防治工作的教师、科研及防疫工作者出席了会议。

中山大学中山医学院党委书记张琪教授出席了会议并致欢迎辞。她代表学院对参加会议的各位专家表示热烈欢迎，并简要介绍了中山医学院学科建设和人才培养情况。她充分肯定了全国教学研讨会这种交流形式，并特别强调人体寄生虫学在人才培养和学科建设中所发挥的重要作用。她表示，中山医学院将守正创新，继续弘扬"心陶精神"，全力支持人体寄生虫学学科建设。本次研讨会共安排了 14 位专家作专题发言，报告分 4 个单元，分别由郑葵阳教授（徐州医科大学）和苏川教授（南京医科大学），沈继龙教授（安徽医科大学）和程训佳教授（复旦大学），齐永芬教授（北京大学）和梁韶晖教授（温州医科大学），刘登宇教授（广西医科大学）和方强教授（蚌埠医学院）主持。

吴忠道教授作题为《探索人体寄生虫学学科与课程建设新增长点的思路与实践》的报告。他围绕人体寄生虫学学科遇到的困难与挑战，提出了学科与课程建设的新增长点的思考，并分享了中山大学寄生虫学学科近年来的实践经验，即坚持守正创新，弘扬心陶精神；坚持集体活动，凝聚团队力量；坚持课程建设，发挥示范效应；坚持四个面向，提升"响应"能力。周晓农研究员作了题为《全球热带病防控的新视角》的报告。他系统地介绍了热带医学的起源、发展与全球热带病的现状，并从全球消除疟疾的现状出发，提出应该从新视角审视 One Health，加强交流合作，进一步研究并确定公卫活动的潜在影响因素，为新全球健康政策的制定与实施提供科学依据。安徽医科大学沈继龙教授作题为《One Health 行动计划的建议与译文的商榷》的报告。根据 One Health 提出的背景及概念，他提出 One Health 行动计划应有中国特色，需与我国的"大健康"战略规划相一致。依据达旨式翻译法，沈继龙教授认为 One Health 应翻译为"同一健康"。复旦大学程训佳教授作题为《人体疾病生物学虚拟教研室的建设与实践》的报告。她以复旦大学基础医学院人体疾病生物学虚拟教研室的建设与实践为例，介绍运用信息技术实现教学资源的共通和共享，通过互相学习和实践，共同打造教师教学发展共同体，探索具有"跨学校、跨区域、跨学科"特点的、全国虚拟教研室建设新模式。中山大学生命科学院伦照荣教授作了题为《寄生虫学教学中长期被忽视的基础问题》的报告。他以疟原虫、利什曼原虫、锥虫和血吸虫为例，建议教师在教学过程中提出科学问题，讲好寄生虫学的故事，引导学生对未阐明的问题进行探索，激励他们有志于从事寄生虫学教学和研究。南京医科大学苏川教授作了题为《人体寄生虫学纵横谈》的报告。他从古代、近/现代的寄生虫学谈到中国当前与今后的寄生虫学，认为寄生虫学的发展、建设应与人类社会发展、疾病谱的变迁相关联，只有这样才能拥有坚实的基础并实现可持续性发展。台湾成功大学辛致炜教授作了题为《线上线下混合授课在医学寄生虫学上的应用》的报告。他将历史人文、视觉美术等多重元素融入医学寄生虫学教学，引导学习者亲自参与探索知识的缘由，颠覆了传统学习模式，应用创新跨领域理念线上线下混合授课，形成以学习者为中心的探究式学习模式，实现适应未来的有效学习。南京医科大学王勇教授作了题为《新形势下寄生虫学的学科地位和面临的主要挑战》的报告。他分析了寄生虫病流行防治新形势的特征，指出尽管寄生虫病防治工作取得全面进步，但不少寄生虫病的防治仍面临较大困难。目前寄生虫学科面临的主要问题与挑战包括：寄生虫病学被边缘化，科研工作重点逐渐脱离，课程学时不断压缩，师资队伍后备人才缺少系统训练。王勇教授针对寄生虫学科发展的机遇和路径提出了自己的观点与认识：重新审视和定位学科的功能和发展前景，在"全健康"理念引导下，加强学科内涵建设，实行教学形式改革。中山大学吕芳丽教授作了题为《寄生虫学知识的拓展：疟疾与新冠肺炎的相互影响》的报告。她从 3 个方面探讨了疟疾与 COVID-19 的相互影响：COVID-19 疫情对疟疾防控带来不利的影响，使疟疾诊出率下降；SARS-CoV-2 与疟原虫合并感染产生过度的促炎反应；疟疾流行降低了非洲 COVID-19 的发病率和死亡率。中山大学吕志跃教授作了题为《科研创新训练融入寄生虫学教学的探索与实践》的报告。他从重要性（时代需要、国家需要、教育需要、学校需要）、策略与平台（双导师制、双课堂、多平台、重实操）、模式与内容、成效 4 方面分享了将科研创新训练融入寄生虫学教学的探索与实践，展示了这种教学方式有助于提高学生的自主学习能力、创新思维和科研实践能力。南京医科大学季旻珺教授作了题为《寓全健康理念于血吸虫病防治虚拟仿真项目建设》的报告。她介绍了该项目建设的背景、项目建设内容、项目成果与应用以及项目完善思路。该项目可培训学生的专业能力，现场实践操作、理论应用和处理能力，帮助学生建立全健康理念。蚌埠医学院陶志勇副教授作了题为《媒介生物学课程构建》的报告。他介绍了自编教材《媒介生物学》编写的背景、必要性、课程的筹备及课程的实施，为培养具有较强岗位胜任力的卫检人才提供了课程支撑，也为其他专业提供了有益的教学参考。桂林医学院彭小红副教授作了题为《基于 OBE 理念的临床寄生虫学检验混合式课程设计及实施》的报告。他以桂林医学院"临床寄生虫学检验"课程为例，通过实践证实了基于 OBE 理念，采用线上线下教学模式的课程实施的成功。该课程形成了"一主线，三环节，四过程"的教学形式，注重学生高阶能力的培养，使学生成为仁心与医术并重的检验专业人才。佳木斯大学宫梓琳老师作了题为《黑龙江省华支睾吸虫感染、诊断和综合防治的虚拟仿真实验教学项目的建设》的报告。她介绍了该项目建设的必要性、项目建设内容和项目应用情况。由于中国寄生虫病的成功防治，目前寄生虫种质资源获取困难，虚拟仿真教学项目可模拟寄生虫病动物模型的建立、诊断方法、防治措施，有助于强化寄生虫病防治实践思维。

大会报告结束后，与会专家进行热烈的交流与讨论。线上线下思维碰撞、集思广益共谋学科发展与人才培养。诸欣平教授（首都医科大学）、沈继龙教授（安徽医科大学）、郑葵阳教授（徐州医科大学）、徐文岳教授（陆军军医大学）、刘登宇教授（广西医科大学）、崔晶教授（郑州大学）、齐永芬教授（北京大学）等结合课程改革、学科建设和教学理念所面临的机遇和挑战作点评发言并高度评价此次大会取得的显著效果。中青年教师代表陈琳副教授（南京医科大学）、吴瑜副教授（中山大学）全程聆听了会议，深受鼓舞，表示要立志赓续老一辈寄生虫学工作者的科学家精神，守正创新，落实立德树人根本任务，探索新医科背景下的新教学模式，以国家需求为导向，发挥新时代寄生虫学人的智慧与担当，为学科发展贡献力量。中山大学中山医学院药理学教研室汪雪兰副教授高度称赞研讨会的主题内容与高效组织，从药理学与人体寄生虫学教学融合的角度提出建议，引起与会人员热烈讨论。中山医学院王淑珍院长充分肯定研讨会的全球视野、立意高远、领跑优势、受众广泛，期望人体寄生虫学在医学的基础教育中，继续发挥国家级课程思政示范课程的铸魂育人的示范效应。

吴忠道教授结合专家的讨论和意见，提出组织专家开展我国高等医学院校临床医学专业人体寄生虫学教学大纲专家共识调研、下半年召开一次全国寄生虫学虚拟教研室线上集体备课会、2023 年在广州举办纪念徐秉锟教授百年诞辰暨寄生虫学学术研讨会（主题为寄生虫学的重大科学问题）等建议。吴忠道教授的建议获得与会人员一致赞同。最后，吕志跃教授作了总结发言。他认为，本次研讨会上精彩纷呈的专家报告和见解独到的专家讨论，不仅宏观上从全健康视角、新时代与新医科背景下指出了寄生虫学学科的机遇与挑战及被忽视的基础问题，而且在教学模式方面，分享了将课程思政、线上线下混合式教学模式、整合式教学模式、创新科研训练有机融入寄生虫学教学全过程的丰富经验，并在平台建设方面，率先提出利用最新 AI、VR 技术创建寄生虫学虚拟教研室、虚拟仿真实验教学的理念和模式，以及如何将寄生虫学教学与寄生虫病防治中形成的中国智慧、中国声音向全球输出和世界传播。吕志跃教授同时勉励同仁们跳出寄生虫学去看寄生虫学，站在未来看现在，在新时代、新医科建设背景下，为寄生虫学学科的人才培养、思政教育与教学改革做出新的贡献。经过协商，2023 年的教学研讨会拟在广东中山大学召开，届时还将举行著名寄生虫学家徐秉锟教授诞辰 100 周年纪念暨课程思政建设经验现场交流会。

从 2007 年到 2022 年，教学研讨会历经 16 个春秋而初心不改。十六载同舟共济，十六载历久弥新，充分展现了当代人体寄生虫学同仁"守正创新，一起向未来"的决心。相信在全体同仁的共同努力下，人体寄生虫学将在后疟疾时代以及"乡村振兴战略"背景下取得可持续发展，为培养"党和人民信赖的好医生"和实现人类卫生健康共同体做出新的贡献。

（吴忠道　吕志跃　吴瑜）

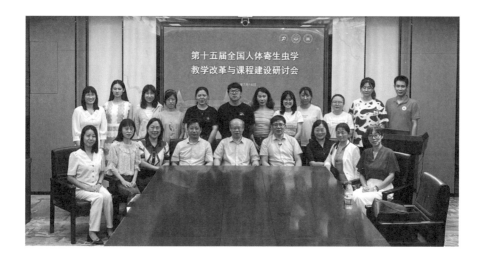

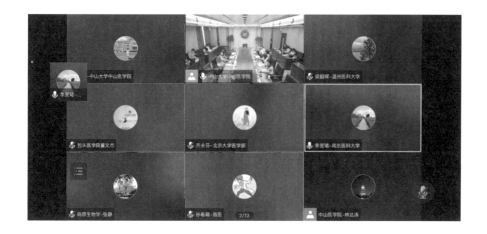

十七、第十六次会议在广州召开

2023 年 7 月 19 日，由中华预防医学会医学寄生虫分会主办，中山大学中山医学院和广东省寄生虫学会联合承办的第十六届全国人体寄生虫学教学改革与课程建设研讨会在广州金城宾馆隆重召开。来自全国 73 个医学院校、科研院所从事人体寄生虫学教学、科研、临床和防治工作的 200 多名代表参加了本次会议。自 2007 年第一次研讨会在中山医学院召开以来，学界同仁坚守"研讨教学，聚焦育人"办会初心，每年轮流在相关高校举行年度研讨会，迄今共举行了 15 次会议，本研讨会已成为具有广泛影响的医学教学交流共享平台。

7 月 19 日上午 8 时 30 分，研讨会正式开始，开幕式由中山大学中山医学院党委委员、中山大学热带病防治研究教育部重点实验室副主任吕志跃教授主持。中山大学医学部副主任、中山医学院院长匡铭教授和中山医学院党委书记张琪教授出席了开幕仪式，对本次会议的召开表示热烈祝贺。开幕式后，吴忠道教授（中山大学）、诸欣平教授（首都医科大学）主持了专题报告会。彭鸿娟教授（南方医科大学）作了题为《立足学科基础创新教学改革，建设国家一流专业与课程》的报告、辛致炜教授（台湾成功大学）作了题为《人工智能导入教学现场教材制作》的报告、赵亚教授（空军军医大学）作了题为《基于 XR 虚拟仿真新技术的寄生虫学课程建设与应用》的报告、黄慧聪教授（温州医科大学）作了题为《重实践、拓思维的医学寄生虫学智慧教学的探索及实践》的报告、冯萌副教授（复旦大学）作了题为《人体寄生虫学知识图谱的构建与应用初探养》的报告、王婷副教授（华中科技大学）作了题为《如何带领学生（本科生）开展高质量科学研究?》的报告、吕志跃教授（中山大学）作了题为《涓滴成河，风来帆速——全国大学生基础医学创新研究暨实验设计大赛经验分享》的报告。7 个精彩的专题报告引起了参会代表的共鸣和思考。

会议报告结束后，在吕志跃教授的主持下，诸欣平教授（首都医科大学）、齐永芬教授（北京大学）、陈建平教授（四川大学）、辛致炜教授（台湾成功大学）、赵亚教授（空军军医大学）、方强教授（蚌埠医学院）就人体寄生虫学学科发展所面临的挑战与困境、人工智能（AI）技术对传统人体寄生虫学教学的冲击、思政和人文教育有机融入人体寄生虫学教学、本科生创新科研能力培养等方面提出建议和意见，并盛赞此次大会的高水平、高效率。与会专家进行热烈交流讨论后一致认为，AI 技术作为一项创新技术，在教育领域具有广泛的应用前景，这既为人体寄生虫学教学改革提供了新的机遇，也带来了新的挑战。其中，智能化教学平台可根据学生的学习特点、需求和进展，个性化地提供教学内容、习题和答疑服务，以帮助学生进一步理解和掌握所学知识；虚拟实验室可通过模拟真实的实验环境和操作过程，提高学生的实践能力和操作技巧；数据分析与诊断可对不同寄生虫病的临床表现和影像数据进行分析和诊断辅助，提高诊断的准确性；智能教材和学习资源可根据学生的学习进度和理解程度自动调整内容和难度，提供针对性的学习指导和扩展资源；联机学习和合作学习可实现学生之间的联机学习与合作学习，拓宽学生的知识视野并培养团队合作能力。与会人员一致认为，传统的教学模式需要更深度地与现代学生需求相适应，引入更具互动性与实践性的教学手段，以推动教学改革，提升教学质量。吴忠道教授在最后总结时指出，在强国建设、民族振兴的新征程中，作为在教学科研工作第一线的教师要深入学习领会落实习近平总书记关于教育的重要论述和系列讲话精神，坚持守正创新，不断提高人体寄生虫学课程思政建设水平，积极探索 AI 技术的应用前景，进一步发挥本课程在高质量医学人才培养中的独特示范作用，将人体寄生虫学教育融入高质量医学人才培养体系中，以服务高质量人才培养为导向，促进人体寄生虫学可持续发展。为此，他建议将"人工智能发展与人体寄生虫学课程建设新机遇"作为 2024 年全国人体寄生虫学教学改革与课程建设研讨会的主题。

　　7 月 17 日，与会代表还参加了 2023 年岭南热带医学与生物安全青年学术论坛大会。在会上，20 位国内知名专家就国家生物安全、传染病防治、媒介防控等热点问题及前沿进展作了特邀专题报告。7 月 18 日，代表们还专程来到广东佛山市三水区南山镇进行现场考察并就课程思政建设经验作深入交流。南山镇曾是血吸虫病流行区，该病严重危害当地居民的身体健康。新中国成立后，当地人民在党的领导下，开展了以消灭钉螺为主的血吸虫病防治运动，经过十余年的努力，终于消灭了血吸虫病，为广东全省率先在全国消灭血吸虫病起到了示范引领作用。这一伟大成就的取得与著名寄生虫学家、中山医学院教授陈心陶先生及其科研防治团队的艰苦卓绝的努力分不开。20 世纪 50 年代初，陈心陶教授积极响应党的号召，深入包括南山镇在内的血吸虫病流行区，现场开展血吸虫病调查研究。他提出了结合农田基本建设实施以消灭钉螺为主的综合性血防对策，为广东省和全国消灭血吸虫病做出了重要贡献，为此，他多次受到毛泽东主席的亲切接见。陈心陶教授去世后，南山镇政府为陈心陶教授修建了"陈心陶纪念地"，2021 年还建成记载和展示陈心陶先生光辉事迹的"初心学堂"。2022 年，由中山大学陈心陶故居、陈心陶曾经工作场所北校园寄生虫学楼、中山大学医学博物馆、南山镇陈心陶纪念地和初心学堂组成的"陈心陶精神教育基地"获批首批国家科学家精神教育基地。陈心陶精神教育基地已经成为中山大学教师和学生思想政治教育的实践基地。18 日上午 9 点，中山大学医学类课程思政建设经验交流会开幕，南山镇党委副书记叶永锋，中山大学医学部副主任、中山医学院党委书记张琪教授出席并致辞。7 位课程思政建设项目负责人或代表围绕课程思政建设，培养高素质人才这一主题作了精彩的报告。与会代表通过投票方式，还通过了由中山医学院提出的关于成立"全国高等院校医学及相关学科类课程思政建设联盟"的倡议。

本次人体寄生虫学教学研讨会是新冠疫情结束后的首次线下会议，专家同仁特别珍惜线下面对面交流的机会。大家欢聚一堂，不仅交流了人体寄生虫学课程建设的最新成果和经验，还就 AI 时代教学模式转变、教材更新、实践操作加强、学生业余科研训练等方面展开广泛讨论，充分展现了学术界同仁将课程思政、人工智能与推动人体寄生虫学教学改革和课程建设相结合的前瞻性视野，展现了为党和人民培养值得信赖的好医生和为早日实现习近平总书记提出的"健康中国 2030"目标贡献自身智慧和力量的热情和决心。大会召集人、中山大学中山医学院吴忠道教授在会议总结时表示，本次研讨会聚焦"课程思政建设和生成式人工智能对教育教学的影响"这一主题，传承了"寄生虫学人"守正创新、与时俱进的精神，彰显了对人体寄生虫学的热爱和对持续推进教学改革和课程建设的执着，突显了对研讨会这一交流平台和运行机制的高度认可。本次会议取得圆满成功。大会在吴忠道教授和吕志跃教授的总结和寄语中落下帷幕，与会者一致高度评价本次会议取得的丰硕成果，并期待下次再相聚。

（吴忠道　吕志跃　吴瑜）

附：关于成立"全国高等院校医学及相关学科类课程思政建设联盟"的倡议

各位参会代表：

2023 年 7 月 18 日，来自全国 73 多所高校的 180 多位专任教师参加由中山大学中山医学院主办的医学类课程思政建设经验交流会。10 位课程思政建设项目负责人或代表作了精彩的专题报告，与会代表就如何提升医学类课程思政建设质量和水平进行深入研讨，达成了许多共识，并一致认为建立一个交流、共享建设经验的平台非常必要。为此，我们提议成立全国高等院校医及相关学科类课程思政建设联盟，旨在加强各院（校）之间的沟通合作，进一步落实《高等学校课程思政建设指导纲要》精神，共同推进课程思政建设水平，助力学生全面发展，为培养德智体美劳全面发展的社会主义建设者和接班人做出贡献。

经与会各单位协议，建议以参加本次会议的各院校单位作为本联盟的发起单位，成立全国高等院校医学及相关学科类课程思政建设联盟理事会，推选本次主办单位中山医学院作为本联盟的常设秘书单位和理事长候选单位，并委托常设秘书单位中山医学院本科教学办，负责组织起草本联盟章程；拟并于 2023 年下半年举行第一次理事会会议，共同商讨制定联盟发展规划和工作方案，选举产生常务理事、副理事长和理事长。

我们真诚邀请各高等院校医学及相关学院加入本联盟。让我们携手努力，共享智慧，汇聚力量，为全面落实立德树人的根本任务贡献自己的力量。

中山大学 医学部副主任、中山医学院党委书记张琪教授

中山大学 中山医学院王淑珍副院长

人体寄生虫学国家级课程思政示范课程负责人吴忠道、吕志跃、吴瑜

2023 年 7 月 18 日

于广东佛山市三水区南山镇初心学堂

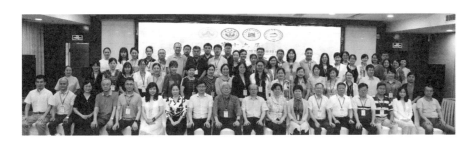

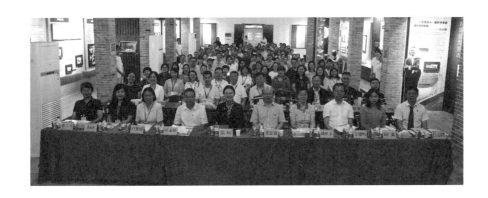

第二部分　　**教学研讨会论文/摘要选编**

一、第三次教学研讨会报告论文或摘要

关于当前我国医学寄生虫学教学改革中教材改革刍议

沈一平

南京医科大学（南京 210029）

教学改革是教学事业发展的必然趋势与要求。随着国家的发展、社会的不断进步，教育与教学必须作相应的调整，与之相适应，否则将落后于形势的需求，不能进一步更好地促进社会的进步与发展。所以，教学改革工作应该是个长期的、持续不断进行的任务，也可以说是教师本职工作的重要组成部分。从这个意义上讲，经常召开这种有针对性的会议，大家切磋"技艺"、交流经验与心得体会等实属必要。本人衷心祝贺大会取得圆满成功！

教学改革（简称"教改"）主要包含两大方面内容：①教学方法、手段等的改革；②教学内容的改革。两者是相辅相成，缺一不可的。近年来，教学方法的改革进展较快，特别是多媒体的运用和普及，与以往仅采用挂图、模型、幻灯片等教具的时代相比，确实使教学方法与手段发生了极大的变革，取得了更大的教学成效；此外，加强师生互动，强调采用 PBL 等提高课堂教学效果的多种措施等都是当前大家热衷于探讨的方面。教改的目的是使学生更好地理解、掌握和吸收当代的知识和技能，更有效、更充分地使这门学科得到继承与发展，培养出高水平的、对社会有用的专门人才。关于教学内容的改革，其实是更核心的问题，与前者（教学方法手段）相比，近年来对其改革的进展似乎相对迟缓。教学内容的改革集中体现在教材的改革上。为此，拟着重讨论这一问题。

医学寄生虫学这门学科，最初是从病理学中分出来的。新中国成立前，均采用外文教材，直至新中国成立后才开始有中文教材。我国早期的中文教材，在 20 世纪 50 年代用的是王福溢、李辉汉主编的人体寄生虫学，内容基本上是从国外翻译过来的。国内最初的中文自编教材有中山医学院、江苏医学院等为数不多的几部，到 1979 年才由中山医学院为主编，邀请国内多家院校参与讨论编写大纲并分工进行集体编写和讨论、定稿，作为第一版统编教材，此后每隔数年再版一次，至目前已出版发行了七版（李雍龙，2008），近几年，随着学制的改革，增设了七年制和八年制医学教育，相应地于 2005 年又编写出版了八年制人体寄生虫学教材（詹希美主编），同样采取集体（多所院校参与）编写和审校的方式，使教材能更好地适应我国医学教育的需求。数十年来教材的建设与改革，凝聚了我国许多新老寄生虫学家的辛劳与智慧。在这数十年里，人体寄生虫学教材改革的历程，大体经历了 4 个发展阶段：①以形态学为重点的早期阶段；②以生活史为重点来阐明其与人体的关系，以上两个阶段仍是沿着生物学的范畴为主线；③以寄生虫对人体的致病作用为主轴，联系与致病和识别有关的形态和生活史特征作扼要叙述，并强调诊断和流行病学要点，曾提出"以病为纲"的教改思路，但目前教材仍以分类学为基础，很难达到这一要求，这是现阶段大多仍保持的模式；④寄生虫作为人体病原学之一的要求，从与临床的需求出发进行教改已经开始，如此次研讨会把以病例为中心的人体寄生虫学教学作为议题之一，又如本人主编的《寄生虫与临床》也是为此教改要求提供资料，尽管还有未尽如人意之处，有待改进。再如前已述及的八年制教材（詹希美，2005）和安徽医科大学主编的检验专业用《临床寄生虫学与检验》教材（沈继龙，2007）等均作了编排上的改进，按寄生部位分篇章；这与临床靠近了一大步，这是"破框"之举，值得推崇。从这新的起点开始再继续努力，以臻完善，并进一步在内容上与时俱进，进行更深入细致的改革，将是今后努力的方向。

就目前已有的认识出发，考虑以下几点不成熟的建议：

（1）教材内容必须与时俱进，应把比较成熟的知识以及新成就、新进展及时反映在教材中，跟上时代的发展。如在总论中要强调社会因素的经济水平，不仅贫穷会带来寄生虫病的传播，富裕和缺乏卫生知识也会带来的新问题（沈一平等，2009）；又如各论中虫种的增删，也有不少变化：亚洲带绦虫、异盘并殖吸虫有必要列入，卡氏肺孢子虫则应删去，而宜强调孢子形成类原虫更多的与人畜的广泛感染等；再如昆虫学部分是否也可按直接寄生与其他侵扰等来分章节，有待研讨。

（2）教材必须限制篇幅，学生在学期间时间有限，尽可能多设图表及思考题（陈锡慰，刘宜升，2007），有利于提高学习质量。

（3）增设若干典型病例和重要参考文献，以利于学习时举一反三。

最后，祝会议取得更大成功！

参考文献

[1] 李雍龙. 人体寄生虫学 [M]. 7 版. 北京：人民卫生出版社，2008.

[2] 詹系美. 人体寄生虫学（八年制及七年制临床医学等专业用）[M]. 北京：人民卫生出版社，2005.

[3] 沈继龙. 临床寄生虫学与检验 [M]. 3 版. 北京：人民卫生出版社，2007.

[4] 沈一平. 寄生虫与临床 [M]. 3 版. 北京：人民卫生出版社，2007.

[5] 沈一平，管晓虹，严涛，等. 对当前我国医学寄生虫学领域中若干问题的思考 [J]. 国际医学寄生虫病杂志，2009，36（1）：1-3.

[6] 陈锡慰，刘宜升. 医学寄生虫学 [M]. 南京：东南大学出版社，2007.

生物分类学基础与流派

李雍龙

华中科技大学同济医学院（武汉 430030）

　　分类学（taxonomy）是生物学的一个分支，是研究生物分类的方法和原理，并据此对各种生物类群进行命名和划分等级的科学。近代分类学诞生于 18 世纪，奠基人是瑞典学者林奈。林奈确立了分类的阶元系统和建立了双名制。

　　现代生物分类系统是阶元系统，通常包括：界、门、纲、目、科、属、种 7 个主要级别。随着研究的进展，分类层次不断增加，种以上单元可附加次生单元，如总纲（超纲）、亚纲、次纲、总目（超目）、亚目、次目、总科（超科）、亚科等。种以下的分类阶元主要有亚种、变型、生态型、变种等。通常种下分类，动物只设亚种，植物设变种、变型等单元；细菌设品系、菌株等单元；人工选育的动植物种下单元称为品种。

　　在分类中，属以上各阶元名称的第一个字母一律要求大写。"目"名的词尾常为 – ida；"科"名字尾常为 – idae，"亚科"为 – inae，"总科"常为 – oidea。

　　分类学的任务主要有：① 物种的鉴定、描述和命名（α 分类学）；② 将鉴定的种进行归类，安排到分类阶元中，建立分类系统（β 分类学）；③ 确定不同种和高级分类单元的系统发育和亲缘关系（γ 分类学）。由于目前尚无统一的分类学理论和方法，因而对同一分类单元，往往会出现不同的分类结果。目前较为流行的分类学派主要如下。

　　（1）传统分类学：强调某些特征能够代表或反映分类单元的本质，凡具有这类特征者归为一类，而这样的类群就是一个自然群。

　　（2）数值分类学：强调大量的总体相似程度是反映自然类群的最好指标。主张利用生物各方面的大量特征，而不把重点放在某些特征上以及对特征相等加权。

　　（3）支序分类学：此学派采用支序（clade）分析组建系统发育，故称为支序分类学派。

　　（4）进化分类学：此学派基本接受通过支序分析重建系统发育的方法，但强调建立系统发育关系时，应既考虑血缘关系，即分支的顺序，又考虑分支之间的进化程度。

　　系统发育（phylogeny）是指各分类单元之间的亲缘关系。系统发育学（phylogenetics）主要通过形态数据阵或分子序列等来研究各种生物类群间在进化上的亲缘关系。20 世纪 60 年代，分子系统发育学（molecular phylogeny）的建立开创了利用分子标记研究生物系统发育的途径。随着分子生物学技术和计算机数据处理技术的迅速发展，该学科在研究各种生物类群间亲缘关系、起源与进化等方面得到了广泛的应用，但由于形态进化和分子进化是各自独立的，遵循不同的进化规律，因此，分子发育学的研究结果不可能完全替代由形态数据建立起来的系统发育关系，在某种程度上只能是对传统系统学的验证和补充。

PBL 教学模式在寄生虫学实验中的尝试

陶艺君

长沙市卫生学校寄生虫学教研室（长沙 410100）

多年来，寄生虫学实验一直采用以授课为基础的学习（Lecture Based Learning，LBL），这种教学方法主要是以教师为主体，以讲课为中心，采取全程灌输式教学，这种"填鸭式"的教学没有考虑到学生的兴趣爱好能力及其个性特征，学生始终处于消极被动地位，以致当他们学完专业课后认识不了几个虫卵。

以问题为中心的学习（Problem Based Learning，PBL）是由神经病学教授 Howard Barrows 于 1969 年在加拿大麦克马斯特大学创立的新的医学教学模式，它与传统教学中强调以教师讲授不同，它强调以学生主动学习为主，提倡以问题基础的讨论式教学和启发式教学，目的在于提高学生主动学习的能力，分析和解决问题的能力。加拿大不列颠哥伦比亚大学的大学课堂教学有句很经典的名言值得我们借鉴：告诉我，我可能忘记；展示给我，我可能记得；让我参与，我可以懂得。PBL 的模式正是适应这种需要而发展起来的一种新的医学教学模式。我国很多高等院校应用或借鉴了 PBL 教学模式，取得了一定的经验。

我们也在寄生虫学实验教学中选了一个代表性的实验（粪检自查虫卵）进行 PBL 教学，具体做法如下：

一、对教学内容做好充分准备

这要求带教老师具有广阔的知识面，不仅要掌握本学科和相关学科的知识，还要具备其他人文学科方面的知识，且对知识能灵活应用，能解决学生在学习中遇到的各种问题，能调动学生的学习积极性，能控制整个讨论局面；能以活动为中心组织课程教学，在愉快轻松的活动中展开课程。师生互动，对学生理解困难的重难点问题采用讨论式、启发式的教学，将相关学科的基础与临床知识进行重新整合，打破学科界限，使学生在有限的时间内学到问题背后的科学知识、解决问题的技能和自主学习的能力。通过启发式教学来促进学生掌握扎实的基础知识和发展高层次的思维技能、解决问题的能力及自主学习的能力。

二、PBL 教案的撰写

教案撰写的好坏直接关系到整个 PBL 教学的成败，撰写教案的教师必须体会 PBL 教学模式的内在精髓，能够整合基础知识及涵盖生物医学以外的心理社会学知识。如寄生虫学涉及的相关学科有解剖学、生理学、生化学、免疫学、传染病学等方面的知识，因此，需要多参考其他书籍。

三、问题设计是 PBL 教学的核心

问题设计的好坏直接关系到学生内容讨论的方向以及获得知识量的多少。如何提出问题并解决问题、解决问题需要什么样的知识等，这些都会影响 PBL 教学的效果。问题包括两个层次，即教师根据教学内容提出问题，学生在分析问题的基础上，提出自己所要研究的问题，学生提出的问题是非常具体的，是对教师问题的细化，然后在教师的鼓励和指导下进行讨论。教师的问题和学生的问题均是 PBL 的核心环节。问题是学生学习的重要载体，学生在解决问题的过程中会涉及各种知识，这些知识的选择、积累和应用完全以 PBL 呈现横向的相互交叉的状态。巴委斯指出，PBL 的特征是：学生是以学习为中心的；学习发生在小组中；教师是学习的辅导者或引导者；问题用于集中学生的注意，激发学习兴趣；问题成为有条理化的焦点及学习的刺激物；问题在真实生活中的例子。

四、粪检寄生虫 PBL 教学实施过程

（1）粪检自查虫卵。要求同学们自己留一份红枣大小的粪便带到实验室。

（2）问题。讨论内容：

① 你粪便中有寄生虫吗？

② 粪便中寄生虫可查到哪些？可在粪便中查到的寄生虫虫卵有：蛔虫卵、钩虫卵、鞭虫卵、蛲虫卵、曼氏血吸虫卵、日本血吸虫卵、东方毛圆形线虫卵、粪类圆形线虫卵、姜片虫卵、肝吸虫卵、牛肉绦虫卵、短小绦虫卵、猪肉绦虫卵、长膜壳绦虫卵等。可在粪便中查出的原虫滋养体和包囊有：结肠阿米巴、痢疾阿米巴、布氏阿米巴、嗜碘阿米巴、微小阿米巴、脆弱双核阿米巴等。可在粪便中查到的各种滴虫和鞭毛虫有：兰氏贾第鞭毛虫、人肠鞭毛虫、梅氏唇鞭毛虫、肠内滴虫、华内滴虫、结肠小袋纤毛虫等。可在粪便中查到的虫体和节片有：蛔虫、蛲虫、钩虫、猪肉绦虫、牛肉绦虫、阔头裂节绦虫等。

③ 常见食源性寄生虫病有哪些？华支睾吸虫病、并殖吸虫病、猪肉、牛肉绦虫病、曼氏迭宫绦虫病、异尖线虫病、弓形虫病棘颚口线虫病、广州管圆线虫病、肝片形吸虫病和姜片虫病。

④ 粪检注意事项及常见方法有哪些？要取得准确的结果，粪便必须新鲜，送检时间一般不宜超过 24 小时。如检查肠内原虫滋养体，最好立即检查。盛粪便的容器要干净，并防止污染与干燥；粪便不可混杂尿液等，以免影响检查结果。常见的方法有直接涂片法、厚涂片透明法（改良加藤法）、浓聚法、浮聚法、毛蚴孵化法、肛门拭子检查法和钩蚴培养等。

⑤ 蛲虫卵如何检查？此次实验内容教师先示教，然后学生们自己动手操作。滴一滴生理盐水于洁净的载玻片，用棉签棍或牙签挑取绿豆大小的粪便块，在生理盐水中涂抹均匀，涂片的厚度以透过涂片约可辨认书上的字迹为宜。一般在低倍镜下检查，如用高倍镜观察，需加盖片。应注意虫卵与粪便中异物的鉴别；应注意不同的虫卵鉴别；虫卵

都具有一定形状和大小、卵壳表面光滑整齐、具固有色泽、卵内含卵细胞或幼虫。你的粪便中有寄生虫卵吗?

⑥ 如何防治肠道寄生虫病? 加强卫生宣传教育:注意饮食卫生,饭前洗手,防止食入感染期卵,消灭传播媒介;加强粪便管理;治疗病人:线虫纲常用药是左旋咪唑、吸虫纲常用药是吡喹酮、原虫常用药是灭滴灵等。提示:如发现有消化系统疾病症状,一定要做粪检,检查和排除是否感染肠道寄生虫病。

PBL 教学是一种崭新的教学模式,在实验课中先进行 PBL 教学的尝试,要求学生根据所提问题充分预习教材、查找相关资料后,课下分组进行讨论。课堂上教师通过分析病例提出问题,学生以组为单位来回答,回答不足之处,再由其他学生或教师进行补充,最后教师做小结。在此次粪检实验教学中,进行"融合、渗透、穿插、衔接"等实验教学综合模式的改革与实践,教学结束后,进行了无记名问卷调查。结果是学生对实验教学的改革模式给予肯定,认为该模式实用性强、学习效率高、教学效果好,体现了改革的优势。我们认为,PBL 教学模式在寄生虫学实验中是可行的,明显加强了医学基础理论与临床实践之间的有机融合,有利于提高学生的综合能力,有利于知识的扩展;并认为 PBL 模式的教学方法优于 LPL 模式的教学方法。

基础医学教学中 PBL 教学方法的应用

徐大刚

上海交通大学基础医学院病原生物学教研室（上海 200025）

20 世纪 20 年代以来，随着自然科学的发展，医学相关知识也不断丰富，随之学生的学习负担也明显加重，传统的讲授教学中，学生多以死记硬背来接受日益更新的知识，而忽略了实践能力和医德、医风的培养。1969 年，美国神经病学教授 Barrows 在加拿大的麦克马斯达大学创立了 Problem-based learning（PBL，以问题为中心的学习）的教学模式，在该教学方法实施过程中，主要是通过训练和加强学生主动学习能力的培养，形成有效解决问题的技能，改善"填鸭式"的教、死记硬背的学这样一种教育现状。

一、PBL 教学方法在基础医学教学中的应用

1. 教学的基本形式和内容

PBL 教学方法在临床医学专业（八年制）教学中实施，主要在大三的第二学期进行，该学期学生学习的主要课程有药理学、预防医学和诊断学基础等。鉴于学生已学完大部分的基础医学课程，我们通过选择 8 个病例，分别涉及循环系统、消化系统、呼吸系统、泌尿系统、神经系统、内分泌系统、生殖系统和免疫系统，对每个学习病例提出学习目标，其内容包括基础医学、临床医学和医学人文等方面。又将每个病例分解为 3 个学习部分，每部分都列出主要讨论要点和学习解决的问题。每个病例通过学生自主讨论，提出问题，并通过相互合作，找出解决问题的方法。所以，我们在 PBL 教学方法应用中，以问题为基础，以学生为主体，在辅导教师的参与下，学生围绕某一具体病例的诊治等涉及基础医学和临床医学的问题进行研究性的学习过程：

首先，学生针对具体医学概念或病例提出问题，确定自己的学习目标；随后进行资料收集、自学、研究等工作；最后回到小组中进行充分的讨论，并对提出的问题予以回答。

这种教学体系突出了以学生为主体，使学生在提出问题、解决问题以及寻找答案的过程中获取知识，培养能力。其特点是打破学科界限，围绕问题进行学习，以塑造学生的独立自主性，培养创新能力，通过获取、理解新知识和解决新问题的能力培养达到教学目标。

2. 采用的基本方法

由 8 名学生和 2 名教师（基础医学和临床医学教师各 1 名）组成一个研究学习小组，小组成员在一定时期内保持稳定以便形成较好的团队关系。学生之间相互了解，共

同围绕给出的问题进行自主学习。

每个小组第一个病例讨论期间都要设有：1 名主席——主持讨论，并参与讨论；1 名记录员——记录整个 case 学习档案并参与讨论；1 名书写员——将讨论的要点在白板上表述。

第一病例讨论按以下 3 个部分进行。

（1）下发 case 第一部分。

学生根据 case，提出问题，设定主要和次要学习目标，由主席把需回答的问题分工给每个同学。

每个学生根据问题和学习目标到图书馆、网站、教科书或课堂上寻找答案，提交书面材料。这当中需要大家发挥协作精神。

（2）第二次讨论学习。

回答第一次提出的问题和讨论（1 学时）。组内同学和教师进行简短的评议。

在第一次讨论基础上，下发 case 第二部分（2 学时）。学生根据 case，再提出问题，聚焦主要和次要学习目标，由小组主席把需回答的问题分工给每个同学。

每个学生根据问题和学习目标到图书馆、网站、教科书或课堂上寻找答案，提交书面材料。这当中需要大家发挥协作精神。

（3）第三次讨论学习。

回答第二次讨论提出的问题（1 学时）。组内同学和教师进行简短的评议。

在第二次讨论基础上，下发 case 第三部分（2 学时）。学生根据 case，再提出学习目标主要问题，并可把整个 case 所有回答的问题以机制图的形式进行表述。

组内同学和教师进行评议：对该 case 是否适用本次学习目标进行评议；对同学参与整个学习的过程进行自评、互评；教师对学生的学习情况进行评议。

（4）小结。

由全体参与 PBL 教学师生参加，编写教案的教师与学生们面对面进行 case 所要达到的学习目标所反映出的问题进行小结，并反馈学习情况。

3. 教师的作用

这种教学体系突出了以学生为主体，使学生在提出问题、解决问题以及寻找答案的过程中获取知识，培养能力。教师的作用在于控制课程进度并确保达到计划要求的教学目的，要求所有的学生都能完成规定的学习任务。重要的一点是教师应具有良好的组织管理能力，要善于调动学生的积极性、控制教学节奏。所以，在 PBL 教学中，教师的角色变为学生获取知识过程中的引导者和辅助者。在实际教学过程中，教师应扮演 4 个方面的角色：①课程设计者：选择学习案例和设置学习目标，在案例中涉及的知识既要包含基础、临床和人文，又能达到期望的学习效果；②问题的设计者：在设计的病例中，能使学生找得出内含的学习要点，确保提出的问题能激发思考、充分调动学生的积极性、主动性；③课堂讨论的引导者：在学生讨论病例过程中，一旦出现主题偏向要引导，专业知识的整合有偏移也要适当引导，或提出问题激发学生思考，使讨论都能按设计的学习目标层层发展；④学习效果的评估者：按设计的评估表，对小组学习中每个学生进行评分，对 PBL 教案进行评估，对课程质量进行评价。

4. 与 CBL 教学模式的区别

CBL 教学法（Case-study Based Learning）是我国高等医学教学实践中，特别在临床教学环节中，常用的一种教学方法。CBL 教学法是以真实病例入手，结合临床和实际应用以启发式教学为主的一种医学教学模式。它在教与学的过程中，以典型的实例或病例引导教学，让学生面对疾病进行讨论，在对疾病进行充分分析的前提下，提出所学课程的核心内容，然后对相关的理论知识进行学习。现在，我国大部分医学院校实施的教学方法改革中，主要是在传统的以教师讲授为主的教学模式中，结合病例讨论和分析，丰富了教学内容，提高了教学效果，实际上是一种传统的讲授法（Lecture-based learning，LBL）与 CBL 教学方法相结合的教学模式，适合我国大多数医学院校招生学生众多、教学资源有限、教师主重本学科知识的现状。与以问题为基础，以学生为主体，在辅导教师的参与下，围绕某一具体病例的诊治等涉及的基础医学和临床医学问题进行研究性的学习过程的 PBL 教学模式有着实质性的区别。然而，结合我国医学院校实际教育现状，以 PBL 教学方法替代传统的讲授法或 CBL 教学法，还存在许多有待探讨的问题。

二、在人体寄生虫学教学方法的改革

1. 对传统讲授为主教学方法的一种改革

我们长期以来在寄生虫学教学上采用的理论教学模式是：①讲解概念—病例讨论—总结；②影像—问题讨论—总结性讲解。如孕妇弓形虫感染与优生优育的问题，我们通过疑有弓形虫感染的两个孕妇，采用不同的检测方法及采取不同的措施，最终获得不同的结果，以此来讨论弓形虫的感染、实验诊断和防治问题。我们采用讲清概念，通过两个病例讨论和总结使学生明白，在病原学检查难以明确弓形虫感染时，采取标准的血清学方法，动态地观察孕妇血清中抗弓形虫特异性抗体的变化，对诊断先天性弓形虫感染和优生优育的重要性。在猪带绦虫的讲授中，先放一部《猪带绦虫与囊虫病》的影视片，并将我校一位学生上半年学完寄生虫学课，当年 7 月去西双版纳旅游，至同年 11 月时发现大便中带有孕节片，最后被驱出一条 2 米多长的猪带绦虫成虫的病例，围绕猪带绦虫章节的要点进行讨论，课堂气氛活跃，学生讨论热烈，最后由教师进行相关内容的总结，取得明显教学效果，就连毕业多年的学生都深有体会地说：猪带绦虫的教学内容印象深刻，多年不忘。在整个理论课内容结束后，我们再拿出 5～6 个病例，内容涉及各论的主要章节，如钩虫病、旋毛虫病、血吸虫病、阿米巴、疟疾和弓形虫等，通过病例讨论，对已讲授过的寄生虫学内容起到一个复习作用，促进学生将已学的寄生虫学、免疫学、生物化学等相关医学基础知识，有机地联系起来应用到实际病例分析中，这也是学生对所学的基础医学知识一次应用性的检验，以提高学生发现问题、分析问题、解决问题的能力。

实际上，我们在寄生虫学教学方法的改革，就是一种传统的讲授法（Lecture-based learning，LBL）与 CBL 教学方法相结合的教学模式，通过临床病例的诊治等问题讨论式的引入，既有利于学生掌握人体寄生虫学基本理论和基本知识，又能激发学生的创造性思维，调动他们探索知识和综合分析的能力。使在人体寄生虫学教学过程中，学生不但能多次应用原有的知识，并且不断获得和使用新的知识，也有利于组织和鼓励学生主动学习、讨论和阐明对课程基本理论、基本内容的理解，并通过学生之间和师生之间的相互交流与讨论，获得科学的思维方法及正确观点。这种教学模式通过我们多年的实施，人体寄生虫学理论教学中的一种行之有效的教学方法，也与国内大多数医学院校采用的 CBL 教学方法有着同工异曲的效果。

2. 人体寄生虫病例在 PBL 教学中的应用

在医学教育中的 PBL 教学模式是强调把学习设置于复杂的、有意义的案例中，通过学生的合作，解决病例中的真实性问题，并通过学习隐含于问题背后的医学、人文知识，形成解决问题的技能，培养自主学习的能力。PBL 教学案例的设计要达到这种学习目的，需在获得真实的病例后，在不违背科学性的前提下，进行加工修改，认真编写，这完全是一个教师自己对有关基础和临床医学知识的学习、理解，从而组合成教学案例的情景、教师注意事项、备课要点、讨论的问题和相关的附录材料。我选择了一个十二指肠钩虫性贫血症病例，该病例在经历长期被误诊为：胃炎、消化性溃疡、下消化道出血性炎症、下消化道肿瘤等，最后通过内窥镜检查首先在回盲部结肠确诊有钩虫成虫寄生，使疾病诊断明确、治疗有效。这样一个素材按照学习目的，经多次修改撰写出名为"移居他乡"的 PBL 教学案例，将基础医学的血液生理、铁的代谢、肠道结构和运动、钩虫生物学特性等知识，与临床消化系统的胃/十二指肠炎症、溃疡、出血性病症等知识结合起来，并向学生提出了一个误诊所面临的医学社会学问题，使学生能对今后从事医学工作的责任有所思考。这样一个教学案例的撰写过程，既是自我学习、充实知识、提高能力的过程，而对这样一个教学案例做出评估的考官是学生、同仁和专家，因此也是一个教师对自己工作责任性所面临的一次最好的实践检验。

总之，PBL 教学法的应用对提高学生综合素质培养的作用是显而易见的，同时也可以促进教师掌握新理论、新技术，改善知识结构，提高自身素质，进而提高课程教学的效果。学生刻苦钻研的求知品质，打破了"唯师是从"的定式，营造了"唯创新和事实"的学习氛围，分工协作探索科学知识的求索精神，包容、平等、互动、和谐的人生品行，以及培养自身厚实的医学人文素养，等等，这些在 PBL 教学过程中，学生所体现出的许多可贵品质也是对教师的一次再教育。

人体寄生虫学教学现存的问题和改革的对策

储德勇[1]　唐媛媛[2]　王学龙[1]　沈继龙[1]

1 安徽医科大学病原生物学教研室（合肥 230032）
2 安徽医科大学病原与免疫学实验中心（合肥 230032）

寄生虫病仍是目前严重威胁人类健康的疾病之一。人体寄生虫学是医学院校的一门必修课程。近年来，寄生虫病流行状况发生了重大改变，但寄生虫病学课时数反而减少，导致学生功课负担加重；同时由于教学经费明显不足，实验课效果不尽如人意。为了解决上述矛盾、培养高素质的医学人才，以满足我国对寄生虫病防治的需要，我们对人体寄生虫学的教学内容和手段进行了有益的探索，并提出目前人体寄生虫学教学中存在的问题以及我们相应的对策，以供参考。

一、人体寄生虫学所面临的挑战

人体寄生虫学是研究与人类健康相关的寄生虫的形态结构、生活史、致病机制、流行规律与防治、实验诊断的学科。目前，人体寄生虫学教学面临着严峻的挑战，普遍存在着以下一些问题。

1. 寄生虫病流行状况的改变

随着社会、经济的发展，寄生虫病流行状况发生了较大的改变。许多曾猖獗、严重危害健康的寄生虫病已基本得到控制或消除，如黑热病、丝虫病等；有些曾经得到控制的寄生虫病又开始流行，成为所谓再现寄生虫病（re-emerging parasitic disease），如血吸虫病、安徽省近年流行的疟疾、恙虫病。随着地区间和国际间交往的增多，人类活动范围扩大以及人口流动量增加也可引起新的输入性寄生虫病的传播和扩散。食品的供给渠道的增加，饮食习惯及食谱的改变，以及食品检疫、卫生宣传等管理措施的不健全，造成在我国一些食源性寄生虫病的流行范围不断扩大，例如广东的肝吸虫病感染率较 10 年前大幅上升，2007 年感染人口已超过 500 万人；广州管圆线虫病时有爆发流行。激素、免疫抑制剂、放疗、化疗使用的增加以及器官移植的增多使得更多机会致病寄生虫，如弓形虫、隐孢子虫、肺孢子虫等感染机会明显增高。另外，随着全球气候的变暖、家庭宠物的饲养增多，也可能引起新的寄生虫病的产生。

2. 教学方法、手段陈旧且实验标本缺失

传统的教学方法大多采用教师边讲授边板书，或结合挂图及投影讲授，上完理论课到实验室里观察标本，学生对照显微镜下的标本绘图，教师示范寄生虫一些常用的检测方法。这种教学方法忽视了学生在教学过程中的主体作用，使学生对课程失去兴趣，教学效果不佳。此外，随着招生规模扩大、实验标本损坏增加以及某些寄生虫病感染率下

降导致的标本采集难度加大，实验标本缺失的情况越来越严重。

3. 学生对人体寄生虫学认识和重视不够

1998 年国务院学位办要求将人体寄生虫学与医学微生物学合并为病原生物学，导致人体寄生虫学的教学课时数越来越少，有的医学院校甚至将本课程列为考查科目。此外，一些传统寄生虫病发病率逐年下降，这些都使学生误认为本课程不重要。

面对上述问题和挑战，也为了能培养更符合实际需要的医学人才，我们必须对人体寄生虫学的教学内容和教学模式进行相应的改革。

二、理论课教学改革

1. 教学内容的改革

在教学中除了首先向学生阐明学习人体寄生虫学的重要性外，我们还根据寄生虫病流行状况的变化，适时地调整授课内容：将一些引起常见病、多发病的寄生虫作为主要的教学内容；将曾经流行广泛但已经得到控制的寄生虫病以及发病率较低的寄生虫病作为一般性的教学内容；增加讲授当前流行呈上升趋势和临床报告增多、可产生严重后果的寄生虫等。

根据学生的专业，侧重不同的教学内容，如对于临床专业的学生，以寄生虫病学为讲解重点，详细阐述寄生虫病的发病、临床诊断、治疗和预防，培养学生的临床思维能力；对于检验、影像专业的学生，则要多讲解一些寄生虫形态学和诊断方面的内容，使其知道如何对寄生虫进行检查和鉴别；而对于卫生管理、预防专业的学生，则把节肢动物学列入重点教学内容之一。

2. 对人体寄生虫学的教学模式的改革

（1）启发加讨论式教学。

人体寄生虫学教材对每种寄生虫的编写都是按照形态、生活史、致病、临床表现、实验诊断、流行与防治的顺序分为若干个方面进行的，如果在授课时也千篇一律地如此反复，就会使学生感到乏味。所以，在教学中可以采用启发加讨论式教学。如在讲解日本血吸虫这一章节时，教师先详细描述日本血吸虫病的临床症状、体征及其严重后果（也可以用多媒体显示），并提出问题：为什么患者会有这样的临床表现呢？然后结合"生活史"和"致病"详细讲解发生上述临床表现的原因。这样学生带着问题主动听课，印象深刻。随后再提出问题：如何对该病进行正确诊断呢？告知学生，诊断某种疾病仅靠临床表现是不够的，还要有确凿的实验室诊断依据，因为有许多疾病临床表现相同或相似。这样就很自然地结合日本血吸虫成虫、虫卵的"形态"来讲解"病原学诊断"，结合血吸虫感染的免疫学来讲解"免疫学诊断"。作出正确诊断后，学生们都急切地想知道如何治疗和预防该病，这时，教师再结合"流行与防治"，将日本血吸虫病的治疗、预防、流行等娓娓道来。在某一纲的教学内容结束后，教师给出该纲某寄生虫病病例并提出问题，让学生分组讨论，期间，教师巡回答疑或参与一组的讨论。之后，由小组代表发言，阐述问题答案，还可结合自己居住地区的环境、风俗习惯或亲身经历谈谈对这一寄生虫病的认识。最后，教师进行总结，同时把本纲所要掌握的教学内容进行系统复习。采用这种教学法可以把整个章节内容糅合成一个有机的整体，学生们听得也津津有味，感觉到这门课程有趣而实用，更重要的是培养了他们的临床思维能力，提高了他们分析问题和解决问题的能力。有学校对上述教学法的教学效果进行了分组实验，结果发现，实验组期末理论考试平均82.2分，标准差7.28分；对照组平均79.07分，标准差7.67分。经Z检验，$Z=5.44$，$P<0.01$，两组成绩差异有统计学意义。可见启发加讨论式教学法的教学效果确实好于单纯的传统教学法。

（2）网络多媒体理论教学。

网络多媒体教学具有教学形式的形象生动性、开放性、实时交互性、资源共享性，同时还具有教学内容更新和普及速度快等特性。实践证明，在进行传统教学法教学同时，利用网络多媒体这一辅助手段可以大大提高教学效果。

①教学课件的运用。在每一课件制作之前，教师根据教学大纲，将自己对专业知识的理解、经验与Powerpoint软件的多种功能有机结合，制作出图文并茂、形象生动的教学课件。在讲课过程中，教师将要讲的内容概括出来，重点内容用特殊的字体或颜色显示。将复杂的形态结构，通过鲜明的图片、动画、影片一一展示，使学生在未进入实验室之前对各种病原体的形态结构就有一定的认识；将学生较难掌握的寄生虫生活史、致病及寄生虫病流行等内容，制作成流程图动画，或用录像片段录入播放。如在讲日本血吸虫时，通过动画技术展示出尾蚴进入人体、在人体内移行、在肠系膜下静脉内定居、产卵、虫卵在肠壁和肝脏中沉积以及虫卵肉芽肿形成、肝纤维化、肝硬化、肝门脉高压形成等过程，使学生对血吸虫生活史、致病一目了然。这样既刺激了学生学习的积极性和主动性，又加深了对所学内容的理解。

②网上课堂。利用互联网的优势，在校园网上可建立人体寄生虫学网上课堂。在网上除了提供大量的文字、图片、动画、录像、课件等让学生们进行课余学习外，还提供复习思考题、模拟试题让学生巩固已学的知识。此外还可以利用网上课堂进行讨论、答疑。例如，在血吸虫教学后，教师可以在网上课堂中提出：临床疑似血吸虫病人应该选用哪些检查诊断方法？出现阴性或阳性结果的原因是什么？为什么说血吸虫病是免疫性疾病？让学生们开动脑筋，进行充分讨论，最后教师再在网上给出评论和解释。

网络多媒体教学法的优点是显而易见的。对多媒体教学效果的问卷调查表明，100%的学生非常满意或满意该教学法，不同程度地认为可以调动学习兴趣、活跃课堂气氛、加深对教学内容的理解，并锻炼了自主学习的能力，培养了形象思维及解决实际问题的能力，提高了师生之间、同学之间互相沟通的能力，而且还增强了学习信心。

（3）其他教学法的综合运用。

课堂上适时地使用归类法教学，恰到好处地使用比喻法教学、双语教学等手段。此外，还可以举办专题讲座等。这些方法的综合运用可以使学生对教程易理解、易记忆，并可扩大知识面、活跃课堂气氛、提高对学习的兴趣。

三、实验课教学改革

实验教学是人体寄生虫学教学环节中的一个重要组成部分，是理论联系实际的桥梁，它不仅能印证和巩固课堂理论知识，更是培养学生动手能力和创新性思维能力，为今后临床和科研打下扎实基础的重要环节。

1. 培养学生实验动手能力

实验课上，除了由教师示教一些常用的病原学诊断方法或让学生观察寄生虫的大体标本、针插标本、玻片标本、镜下标本并进行形态绘图外，还可以让学生自己动手制作并观察活体标本、病理标本。如让学生用血吸虫尾蚴感染小鼠制作血吸虫病小鼠模型，然后解剖小鼠，观察肝脏、肠壁的病理改变，同时获取静脉中的成虫、粪便中的虫卵以观察其形态。同样，制作疟原虫感染鼠模型，观察厚、薄血涂片中疟原虫各期的形态；制作旋毛虫感染鼠模型，观察肌肉压片。还可以解剖猫以观察肝吸虫并让学生观察阴道毛滴虫、阿米巴原虫等的活体标本。

2. 多媒体实验教学

采用网络多媒体理论教学的模式，利用多媒体课件和网上课堂不仅能让学生直观、形象地了解寄生虫的形态、疾病的病理和病原学检查方法，同时又解决了标本老化问题，并节省了制作或购买教学标本、仪器的经费。此外，有条件的学校还可以建立数码互动实验室，把显微镜系统、计算机系统和图像处理系统有机结合起来。这样，教师在实验教学过程中就可以随时在电脑屏幕上观察到每个学生的显微镜画面，如果存在问题或出现错误，就可以及时纠正；如果发现某学生的显微镜下有变异的虫体或者很典型的形态，就可以让大家一起观察，以便让学生在实验课上看到更多的内容。问卷调查表明，利用多媒体进行实验教学，学生的实验考试成绩平均普遍提高 16.6%，而在考试标本较难的检验专业，学生的成绩提高可达 28.0%。

3. 自检自查

实验课上让学生自带粪便并检查常见的病原体（生理盐水涂片法、饱和盐水漂浮法等）；自查蠕形螨（挤压刮试法、透明胶带法）；自查口腔原虫；自查血中的血吸虫抗原或抗体以及弓形虫抗体等。通过自检自查，不仅可以完成实验教学内容，还可以让学生了解自身的健康状况，并以此激发他们学习的兴趣，充分调动他们学习的积极性。

4. 现场教学

教师可以组织学生参加课外兴趣小组，带领学生对附近的幼儿园小朋友用透明胶纸法检查蛲虫，还可以检查小学生粪便中的肠道寄生虫。此外，还可以开展对疫区居民进行寄生虫病防治的问卷调查，并进行寄生虫病防治的宣传；利用暑假组织部分学生对寄生虫病疫区的寄生虫病、寄生虫的中间宿主（如钉螺、川卷螺、溪蟹等）感染情况进行流行病学调查，同时还可采集标本、了解中间宿主的滋生环境；同医院或卫生防疫部门联系，让学生对寄生虫病的诊治过程进行观摩和学习。

通过精选教学内容、变革教学模式，将理论知识和实践有机结合，把原来刻板的形态观察变成了生动活泼的课堂，调动了学生学习的积极性、主动性，减少了依赖性，激发了学生的创造性，拓宽了知识视野，提高了学习成绩，增强了社会责任感。更为重要的是，改革后的人体寄生虫学教学更大程度地提高了学生毕业后的实际工作能力，使其能更加适应今后工作的需要。

以病例为契机，引导学生学习人体寄生虫学的兴趣

陈建平[1]　张建国[2]　陈达丽[1]　廖琳[1]　田玉[1]

1 四川大学华西基础医学与法医学院寄生虫学教研室（成都 610041）

2 四川大学基础医学与法医学院形态学实验室（成都 610041）

随着综合性大学医学课程体系改革的实施及学分制的改革，原来的教学内容及教材已不能满足现代医学教学发展的需要，在新形势下，如何适应学分制的需要，如何影响学生选学人体寄生虫学课程，培养学生学习人体寄生虫学的兴趣，成为我们思考的问题。因此，在人体寄生虫学教学中应考虑人体寄生虫学学科特点和定位，调整教学内容和重点，开展以病例为中心的人体寄生虫学教学，引导学生学习人体寄生虫学的兴趣。

一、强调启发式教学和案例教学方式

兴趣是我们从事科学研究和疾病防治的唯一动力，而传统的寄生虫学教学方法基本上是一个固定模式，学生感到枯燥乏味，从而影响学生选学人体寄生虫学课程。为此我们在讲课中开展以病例为中心的人体寄生虫学教学，应用启发式教学激发学生的学习兴趣，首先引入寄生虫病例，通过多媒体展示出有明显临床表现的病人图像，并提出为什么会有如此症状和体征，激发学生的求知欲。如在讲疟原虫时，首先展示出一名正在发作的疟疾患儿，并提出他是如何被疟原虫感染的，感染后为什么会出现此症状，接着引入生活史、致病及防治的讲授，最后对病例进行分析，大大提高了学生分析问题和解决问题的能力。

引入案例教学，增强了学生理论联系实际的能力。上课时首先展示出与本节课有关的病例，病例中包括对病人的实验室诊断，病人的临床症状和表现等。如某人近期出现不明原因的阵发性头痛，经物理检查怀疑为脑瘤。询问得知其有听信江湖医生用生吃活青蛙治疗其关节痛的病史。学生围绕提供的病例充分发言讨论，气氛活跃，学生的主体性得到充分发挥，最后，老师总结，引入曼氏迭宫绦虫的学习。经调查，学生认为此方法对知识的理解更全面透彻，印象更加深刻。

二、强调人体寄生虫学的生物学定位，强调形态教学的重要性

寄生虫的形态和生活史是人体寄生虫学教学的重点，也是区别于其他医学课程的关键。在寄生虫的形态和生活史，我们采用多媒体教学与传统教学有机结合，利用粉笔描绘寄生虫形态特点是静止的，同时多媒体教学应用大量色彩鲜艳的图片，多种模拟动画，刺激了学生学习的积极性和主动性。而清晰的图像资料和简短的视听资料有助于学生掌握寄生虫的形态结构和生活史，帮助学生理解，提高了学习效率。如在讲日本血吸

虫时，通过动画技术展示出尾蚴进入人体、在人体内移行、在肠系膜下静脉内定居的过程，使学生对血吸虫生活史一目了然。展现晚期血吸虫病病例图片，使学生加深对肝硬化、腹水及巨脾的印象。在流行病学教学上，展现渔民吃"鱼生"的生活方式，使学生获得直接的认识，加深了对肝吸虫病流行的认识。

四川大学的人体寄生虫学实验课教学已和微生物学实验合并为病原生物学实验，均安排在理论课后进行，学生在理论课所学知识还未适应新形势需要，需要重新再讲寄生虫的形态学内容。为此，我们对本科实验内容进行了探索与研究：①采用多媒体教学讲授寄生虫的形态特征，观察标本，使学生掌握寄生虫的形态结构和生活史；对重要的寄生虫病，可通过播放录像、光碟等方式，使学生了解它们在国内外的流行情况。②增加实际操作内容，培养学生的认识能力、动手能力、理解问题和解决问题的能力。如在医学蠕虫课结束后，安排一次粪便检查课，通过实验使学生真正掌握常见的粪检方法，增加对蠕虫病的认识，增强防病意识。③要求学生在观察标本的同时用数码相机拍摄，并自己标记所观察标本的形态特征，上交作业。课堂上采取讨论的方式，引导学生将自己观察到的内容进行概括总结，进一步加深学生对这类寄生虫病的理解和记忆。经课后问卷调查，学生普遍反映，这种教学方法可以发挥他们学习的主动性，能够锻炼他们分析能力及归纳总结能力，优于传统的教学方法。

三、强调寄生虫的生活史与寄生虫病致病和诊断的关系

在寄生虫致病和诊断方面结合临床实践进行教学，在知识讲授中重点突出寄生虫与疾病的关系。在病原学诊断部分，结合寄生虫生活史特点，使学生明确取什么标本、查什么、如何查。如在讲蠕形住肠线虫时，根据其雌虫夜晚在肛周产卵的特点，重点强调为什么要在清晨排便前用透明胶纸法在肛周粘取虫卵，而在斯氏狸殖吸虫诊断部分讲授中，结合该虫生活史特点，讨论应取什么标本、如何检查。另外，在课堂中适当引入本学科的一些新知识、新进展、新技术等，启发学生思维，培养创新精神，让学生感到现在所学知识对今后的工作是有用的。

对人体寄生虫学实验教学改革的认识

张伟　杨林青

安庆医药高等专科学校（安庆 246000）

人体寄生虫学是医学的一门重要形态学课程，同时又是一门介于基础医学与临床医学之间的"桥梁"课程。因其属于非主干学科，虽然内容多，但总学时少，有时授课老师一次课要讲授多项内容，教师讲得累，学生听得乏味、枯燥。为此，要重视实验课的作用。我们通过改善实验条件，包括运用多种教学方法、优化教学内容等一系列改革措施，使实验课更加生动、丰富，激发了学生的学习主动性和积极性。我们的做法和经验总结如下。

一、改善实验条件

由于各种原因，有些医学院校尤其是一些专科学校的实验条件还是比较不足的，例如最常用的光学显微镜，在有些院校都不能做到一生一台，教学效果可想而知。为提高教学效果，必须大力改善实验室条件，大量引进先进实验器材，如显微镜、数字摄像头、计算机网络等，并完善标本的数量和种类。利用先进的实验条件，教师和学生之间就可以实现自由交流、资源共享，教师易教、学生易学，提高了教学效果，增进了学生的学习兴趣。

二、运用多种教学方法优化教学内容

（1）增加实验操作，学会常用的临床寄生虫检查方法，提高学生的实际动手能力。除常规的病原学检查方法如粪便直接生理盐水涂片法、饱和盐水漂浮法、钩蚴培养法、肛门拭子法、碘液染色法、厚薄血膜涂片法等，还增加了小鼠血吸虫感染及血吸虫病检查、解剖青蛙查裂头蚴检查，以及以学生自身为对象的寄生虫感染检查（自检粪便查寄生虫卵及包囊和自身蠕形螨检查），充分调动学生的学习积极性。

（2）增加活体标本。实验课以观察标本的形态为主，对学生来说可以获得较直观的认识。但多年来，实验课都是以观察固定标本为主，如增加部分活体标本，如猪蛔虫、日本血吸虫成虫、尾蚴、裂头蚴、阿米巴、毛滴虫、蚊生活史各期、蠕形螨等，学生们看到活动的寄生虫，就能更好地理解寄生虫的运动形式，其生动的形象特点，给学生留下非常深刻的印象，也提高了学生们的好奇心和观察的专注度。

（3）导入临床病例。在人体寄生虫学实验课中导入相应的临床病例讨论，使学生结合病例、带着问题到图书馆或网上搜索，查找相关资料，结合理论课所学的知识分析病例。这样，学生的积极性得到充分的调动。实验课中进行病例讨论，将传统的单纯验证理论的实验课转变为掌握、运用知识的研讨课，增强了学生主动获取知识、综合运用知识的能力，提高了学生分析问题、解决问题的能力及临床思维能力，为今后临床课程的学习打下良好的基础。

（4）录像教学。注意购置、收集有关寄生虫和昆虫学的网络和电视节目、VCD、DVD 等，并进行精选，根据实验内容播放不同的节目。通过录像节目，学生们对寄生虫形态、生活史以及寄生虫病的危害、流行概况及防治措施有了更深的了解。我们发现学生对此非常感兴趣。

三、理论联系实际

许多学生认为，寄生虫病只发生在卫生条件比较差的偏远农村，城市里较少见，寄生虫病离我们很遥远，因而对此课兴趣不大。为此，可让学生进行粪便自检和常见蔬菜的虫卵检查，不少学生从中查出了虫卵。又可带领学生到学校附近的幼儿园，用透明胶纸法给幼儿检查蛲虫感染情况，获得了较高的检出率。还从医院患者收集阴道毛滴虫活体，让学生用肝浸汤培养法自己转种培养，最后镜检出结构清晰的阴道滴虫活体。这些自己动手进行的实验极大地激发了学生的学习兴趣和热情，调动了他们参与的积极性与主动性，培养了他们的动手能力、分析能力和判断能力，促进了理论知识与实践的结合。

四、小结

寄生虫病在热带、亚热带地区及发展中国家中是常见病、多发病，有些寄生虫对人体健康会造成严重危害。随着人们生活、饮食习惯的改变，宠物饲养普遍化，寄生虫感染、临床病种及治疗的多样化等，一些以往较少见的寄生虫病的危害也日益突出。教学模式的改革与实践，既加强了实验教学的实用性和系统性，又使医学基础理论与临床实践之间有机融合，并且最大限度地调动了学生学习的积极性，使学生们在有限的实验学时内掌握了大纲要求内容，有效缓解了教改后学时压缩、教学内容增多的矛盾。通过启发式教学调动学生进入积极的思维状态，使他们的学习兴趣和主动性得以激发，从被动接受知识到主动获取知识，寓教于乐；使学生的知识与能力共同发展，更好地掌握有关的寄生虫学知识，综合素质不断得以提升。

二、第五次教学研讨会报告论文或摘要

加强人体寄生虫学课程建设的几点思考

吴忠道

中山大学中山医学院寄生虫学教研室（广州 510080）

为应对 21 世纪医学教育面临的新挑战，美国中华医学基金会、哈佛大学等发起成立了由全球医学教育领袖人物组成的 "21 世纪全球医学卫生教育专家委员会"。2010 年，该委员会在 lancet 杂志上发表了 "Health professionals for a new century：transforming education to strengthen health systems in an interdependent world"（《新世纪医学卫生人才培养：在相互依存的世界为加强卫生系统而改革医学教育》）报告，重点总结了过去百年的医学教育经验，展望了未来百年的医学教育变革，并提出了第三次医学改革的理念，即 "a third generation of systems-based reforms that would focus on competencies necessary for health system performance，promote team work，harness the power of IT in learning，and inculcate a renewed ethics of professionalism. Such transformative learning would be accelerated by institutional reforms calling for close cooperation between health and education sector，academic systems that extend hospitals into the community，and promote connectivity through networking." 该报告对于促进我国医学教育和人才培养模式的改革也具有重要的借鉴意义。

2011 年召开的国务院常务会议，决定在我国城乡建立全科医生制度，要求到 2012 年使每个城市社区卫生服务机构和农村乡镇卫生院都有合格的全科医生，再经过几年努力，基本形成统一规范的全科医生培养模式和首诊在基层的服务模式，基本实现城乡每万名居民有 2～3 名合格的全科医生。"全科医生" 是指执行全科医疗的卫生服务提供者，又称家庭医师（general practitioner/family physician）或家庭医生（family doctor）。美国的家庭医疗学会（AASP）对家庭医生的定义是："家庭医生是经过家庭医疗这种范围宽广的医学专业教育训练的医生。家庭医生具有独特的态度、技能和知识，使其具有资格向家庭的每个成员提供连续性和综合性的医疗照顾、健康维持和预防服务，无论其性别、年龄或者健康问题，类型是生物医学的、行为的或者社会的。这些专科医生由于其背景和家庭的相互作用，最具资格服务于每一个病人，并且作为所有健康相关事务的组织者，包括适当地利用顾问医生、卫生服务以及社区资源。" 因此，我国高等医学院校在坚持精英教育的办学理念的同时，还要根据我国城乡医疗卫生服务实际需要，不断完善教学计划、更新教学内容、优化课程体系、强化实践教学环节，突出临床实践能力的培养，将基层卫生服务实际需要的知识、理论和技能充实到教学内容中。

　　人体寄生虫学是一门研究与医学有关的寄生虫及其与宿主关系的科学。作为病原生物学的重要组成部分，人体寄生虫学是临床医学和预防医学一门基础课程，同时也是联系基础与临床的桥梁课程。据最新调查，人体寄生虫感染仍然是危害我国人民健康的常见病和多发病；食源性寄生虫病（如肝吸虫病和广州管圆线虫感染）、机会致病寄生虫病（如隐孢子虫感染和弓形虫感染）、虫媒病（如蜱传无形体病和巴贝虫感染）等常成为突发公共卫生事件。此外，随着国际交流的频繁，输入性寄生虫病或国外/境外感染寄生虫病防治也成为不容忽视的问题。因此，加强和改进人体寄生虫学的教学，对于培养能满足防病治疗实际需要的全科医生具有重要的意义。

　　为此，笔者结合全科医生培养和对国际改革医学教育报告的学习，提出了加强人体寄生虫学课程建设、适应现代医学教育变革的一些建议，如保持足够的学时数、增加食源性寄生虫和虫媒病的相关内容、实验课保留学生动手操作和镜检虫体/虫卵教学内容、建立少见或罕见寄生虫鉴别网络实验室等，希望能引起同行的共鸣和研讨。

三、第六次教学研讨会报告论文或摘要

寄生虫学选修课的教学模式探讨

吴瑜　何蔼　郑小英　吴忠道

中山大学中山医学院寄生虫学教研室（广州510080）

一、我国寄生虫病流行现状

由于受全球经济一体化等社会因素、环境及气候变化等自然因素的影响，各地流动人口增多，部分传播条件向着有利于寄生虫病传播的方向转变，加上目前防治技术尚未有突破性进展，我国寄生虫病防治工作面临新的挑战。

一是食源性寄生虫病呈持续上升趋势。近些年来，人们饮食习惯的改变导致华支睾吸虫病、旋毛虫病和带绦虫病在某些流行区有明显上升。例如，在部分地区，人群华支睾吸虫感染率甚至高达 60% 以上；每年均有因生吃猪肉感染旋毛虫而死亡的病例发生。

二是虫媒寄生虫病仍有反复，部分地区出现暴发态势，尤其是在贫困地区更易发生。例如，2008 年南疆的利什曼病暴发，那次暴发病例主要集中在儿童，因此带来了十分严重的疾病负担；2010 年蜱媒病在河南等地出现；广东近几年均有恙虫病的散发病例。

三是罕见与新发寄生虫病仍时有发生，对社会安全产生重大影响。这类疾病以虫媒寄生虫病和食源性寄生虫病为主。例如，2006 年广州管圆线虫病在北京暴发，造成了社会民众紧张。广州管圆线虫病的几次暴发则给食品安全问题再次敲响了警钟。

二、寄生虫学选修课开设的必要性

1. 学生对寄生虫学知识的需求增加

寄生虫病与虫媒病仍然是危害人类健康的重要疾病，如血吸虫病、疟疾、登革热、包虫病等。近年来，随着生活方式的变化，寄生虫病和虫媒病的流行又出现了新的趋势，如食源性疾病在经济发达地区居民的感染率有上升的趋势；在许多旅游目的地，寄生虫病和虫媒病的预防已成为不容忽视的问题；随着国际化的发展，中国公民到非洲等热带病公务或旅行的人数越来越多，预防这类疾病越显重要；更为重要的是，寄生虫病防治已成为我国推行和平外交和体现我国软实力的重要举措，支援非洲国家控制疟疾的流行已成为中非论坛的重要内容。了解寄生虫病和虫媒病防治的知识，不但有利于预防这类疾病的发生、提高自己的健康水平，也能拓展自己的知识面，了解疾病预防控制与社会进展的密切关联性，也有利于学科知识的交叉。

2. 临床医生对寄生虫学知识的需求增加

第二次全国人体重要寄生虫病现状调查结果表明，我国若干重要食源性寄生虫病和虫媒病的流行依然严峻，加上其临床表现多样化，常造成误诊或漏诊。这些寄生虫病的出现与人民生活水平的提高、食物来源的多样化和饮食方式的改变、卫生观念普遍滞后有关。而一些医务人员和检验人员对这些病知之甚少，造成误诊、漏诊，使病人和家庭蒙受痛苦和损失。

2012 年 1 月，中山大学眼科中心林浩添博士的研究论文《眼睛可以看到一个虫巢》发表在国际顶级学术杂志《柳叶刀》上，并成为该杂志 1 月在线阅读点击量最多的文章。结膜吸吮线虫是一种专门寄生于狗、牛等动物眼睛里的寄生虫，也可寄生于人的眼睛中，是一种人畜共患疾病。由于该病多发生于亚洲地区，故称为东方眼虫病。虽然结膜吸吮线虫病在我国已有数百例报道，但在国际医学文献中几乎为空白。2010 年 10 月，惠州市一名 38 岁的女性患者，因右眼有虫子蠕动感，到中山眼科中心就诊。接诊的林浩添详细询问其病史后发现，该患者没有任何其他全身或视觉症状，也无其他疾病史，但眼睛出现不适症状是前 3 个月在她干农活时，曾有昆虫飞进其右眼。林浩添了解情况后，马上拍摄了相关图片，在进行诊治和随访的同时，记录和保留了结膜吸吮线虫病完整的临床资料，包括临床症状、资料过程、图片等。这些详细、完整的临床资料，使《柳叶刀》接受了该研究成果并予以发表。《柳叶刀》强调，这也标志着中国的临床工作开始受到国际医学界的关注。

三、寄生虫学选修课的课程设计与内容

为了更好地发挥我院寄生虫学师资力量，在大学生中传播健康观念和大卫生观念，我们面向中山大学对医学感兴趣的各专业学生开设通识课程"个人健康：寄生虫病及虫媒病防治"，为非医学生提供学习医学知识的机会，有利于加深其对生命、健康及卫生等概念认识，拓展其知识面，提升科学素养；普及常见的寄生虫病和虫媒病知识，培养学生健康的卫生习惯，同时扩大"人体寄生虫学国家精品课程"的影响力。

1. 教学目的与基本要求

（1）掌握重要寄生虫病及虫媒病的基本概念。

（2）熟悉寄生虫病和虫媒病的常见预防方法。

（3）了解疾病预防控制规划及防治对策的原则。

2. 教学内容

（1）感染性疾病概述：感染性疾病/寄生虫病的定义、疾病分类、危害性、主要感染方式、预防控制的主要原则；个人保健。

（2）食源性寄生虫病与预防：食源性寄生虫病的定义，主要病原体的生物学及感染方式、致病特点和临床表现、防治要点；食品卫生常识。

（3）水源性寄生虫病与预防：水源性寄生虫病的定义，主要病原体的生物学及感染方式、致病特点和临床表现、防治要点；水利工程建设与寄生虫病防治。

（4）虫媒病及虫媒防治：虫媒病的定义，主要传病媒介的生物学及传播方式、致

病特点和临床表现、防治要点；发热与虫媒病（登革热、疟疾、基孔肯雅热等）。

（5）旅行与寄生虫病及虫媒病预防：国内外寄生虫病的流行现状，与旅行有关的重要寄生虫病及预防（重点：主要国际/国内旅游目的地寄生虫病及虫媒病流行情况）；出入境检验及个人防护。

（6）免疫低下与机会致病：免疫低下及机会感染的定义、常见机会感染性寄生虫病及预防（HIV 感染、器官移植、肿瘤患者，自身免疫性疾病患者等）。

（7）鼠类、蛇等有害生物防治：鼠、蛇的形态、生活史、栖息习性、食性和活动地点、季节消长、主要种类，以及对人类的危害和防治（特种医学生物防护）。

（8）蚁、蜂、松毛虫等及其防治：蚁、蜂、松毛虫的特征、危害及预防原则（特种医学生物防护）。

（9）热带医学与被忽视的热带病：热带医学与被忽视的热带病，我国寄生虫病的防治成就、寄生虫病防治与国际化。

四、学生评价与教学体会

本课程注重实用性及通俗性，旨在为我校对医学感兴趣的本科生提供学习医学知识的机会，普及疾病预防保健知识。在"人人关注健康"的形势下，这一宗旨恰好迎合了广大非医学本科生的需求，因而受到学生的普遍欢迎。每年有 100～200 名各专业本科生选修本课程，95% 以上的学生认为教学内容达到自己的预期目的，了解了正确的饮食卫生方式和常见寄生虫病的预防知识，对总的教学效果表示满意。

我们根据医学相关专业知识结构的要求，从了解和掌握疾病防治基本知识的要求出发，以专题的形式，从不同角度介绍寄生虫病和虫媒病的基本概念、疾病传播的环节以及预防保健的方法，以激发学生的求知欲和学习兴趣。本课程根据教学的可操作性和学生学习的规律性，力求内容的科学性、系统性和先进性，授课简明扼要、深入浅出、循序渐进，重点放在基础知识、基本理论、基本技能上，注重知识的实用性，取得了预期的良好教学效果。通过两年的教学实践，结合学生的反馈意见，我们对如何进一步提高选修课学生参与的积极性和知识的吸收利用率有如下一些体会。

（1）以典型病例导课。

（2）教学内容应深入浅出：以科普为目的，预防疾病为主，专业知识点到即止。

（3）教学方式需多样化：视频、讨论、知识竞赛等多种教学方式相结合。

（4）学习资料需丰富：对需重点掌握的寄生虫病，应印制预防手册等宣传资料，加深学生对知识的理解和应用。

寄生虫病的综合防治措施包括健康教育、粪便管理、加强肉品检验和管理、治疗患者和病畜等多个环节。其中，提高寄生虫病防治知识知晓率和健康行为形成率是投入小、收益大的重要措施。我国在 2006—2009 年间，开展了涉及 10 个县的寄生虫病综合防治示范区试点。结果发现，以健康教育引导开展反复查治的防治策略，能在短期内有效降低农村地区的寄生虫感染率，试点区人群土源性线虫感染率平均下降了 78.39%、华支睾吸虫感染率平均下降了 83.13%。

　　健康教育不仅在寄生虫学领域，还在其他医学各专业中，在防病保健等方面都起着积极有效的作用。医务工作者应发挥自身的知识力量，在大学生、社区等各种群体中普及正确的医学常识，提升全民身体素质，引领健康生活方式。

寄生关系中的几个哲学问题
——关于寄生关系演化的思考

沈继龙

安徽医科大学（合肥230031）

一、问题的提出

感染性疾病的病因是生物病原因子（即病原体）。除了极少数的病原体仅包含氨基酸而无遗传物质核酸外［例如朊粒，又称朊蛋白（prion protein），引起神经系统退行性疾病］，目前已知的病原体均含核酸，且能够自我复制。寄生虫是一大类真核细胞病原体。目前为止，古生物学研究中极少发现寄生虫的化石，寄生虫与宿主之间的关系，尤其是寄生关系的演化长期以来缺乏古生物学证据。中外教科书中比较流行的观点是在寄生关系建立的早起，低等生物不断地进入宿主体内，开始了预适应（pre-adaption），频繁地"预适应"的结果便是寄生关系的开始。例如：从Predator-prey到Pre-adaption；到Adaption；从而Compatibility；直至Parasitism的建立。至今，我们见到的寄生虫在非适宜宿主体内强烈的排斥反应，是"寄生关系尚未完全建立"的结果。本文就寄生关系的建立是物种之间的预适应，还是种群调节机制中物种原本的生存方式，以及寄生虫疫苗研制存在的问题及其原因进行初步探讨。

二、万物源于道，归于道

1. 生命的起源

"道生一，一生二，二生三，三生万物。万物负阴而抱阳，冲气以为和……故物或损之而益，或益之而损。"《道德经》第四十二章"道"是中国哲学中特有的概念，是中华文明的核心。道的含义丰富而复杂，可以指道路、原则、原理、规律（principle of the world）。中国先秦大哲学家老子首次把"道"作为哲学的最高范畴，用以说明世界万事万物的本源、本质及其运动变化的规律。"道"也是人类社会存在和发展所必须遵循的原则和准则，从而形成了以"道"为核心的庞大的哲学体系。道家哲学的"道"包括天道、物道、人道，认为世界具有"同宗、同源、同律、同构、同归"的五同性。生命—非生命、高等生物—低等生物、宿主—寄生物，无一例外。世界万物源于"一"，具有相同的起源。老子称其为"一"，爱因斯坦称其为singular point。200亿年前的宇宙大爆炸是星系生成（约2000亿颗恒星）的开始—46亿年前的地球的诞生—38亿年前（前寒武代）原始生命的出现（微生物、海洋软体动物等，亦即"生物大爆炸"）—恐龙的诞生和灭绝（6500年前，中生代后期）—鸟类进化、陆地哺乳动物的出现（6500年前，新生代）—2000万年前猿类出现—500万年前非洲南方古猿分支形成—200 万年前"能人"出现—100 万年前"直立人"—30 万年前"早期智人"出现—5 万年前"晚期智人"—现代工业革命只是眼前的事件。也就是说宇宙大约 200 亿岁；地球大约 46 亿岁（前寒武纪代、古生代、中生代、新生代）；6500 万年前恐龙灭绝；中生代生物鸿沟产生；生物诞生 35 ～ 38 亿岁；而人类诞生至今仅 200 万年。显然，低等生物是人类的祖先。

已知地球上有 90 种元素，其中生命体有 25 种，包括无机物、有机物，后者是生命诞生的源头。生命无论高低，基本构成高度同源。道家哲学的论断和现代科学研究的高度吻合：道生一（即元气）——宇宙起源于大爆炸的奇点；一生二（即阴阳）——物质—能量；二生三（天、地、人）——时间、空间、物质，离开人，世界无从认识；三生万物——六元的世界（时间、空间、物质、能量、空气、生物）。

2. 预适应假说的缺陷

预适应的前提条件是"人类诞生时候是没有寄生物（虫）的，需要通过捕食，后天的偶然的或者频繁的接触、长期的预适应"，出现了自生—共栖/共生—寄生的演化。事实上，无以计数的植物寄生虫不存在主动捕食。

预适应假说认为，"肠道的厌氧菌和寄生虫的厌氧代谢是病原体为了适应厌氧环境而逐步获得的技能"。实际上，地球诞生早期，大气中无氧，早起的生命本来是营无氧代谢的。预适应假说还认为，"绦虫长期的寄生生活，使得逐渐'用进废退'，退化了消化系统；跳蚤为了适应在毛发中的行动，演化出左右侧扁的身体"……然而，有许多消化道寄生虫长期寄生在营养丰富的微环境中，却并未出现消化系统的退化；同样寄生在毛发，为何仅有蚤类身体侧扁？这些现象难以自圆其说。事实上，我们至今未找到足够的寄生虫祖先的"预适应"阶段化石证据，仅仅只是根据它们的同类（或者近似物种）在今天的形态和生理推论的。

3. 大自然的"生命开关"

如果把 38 亿年生命演化的过程当作 24 小时，那么人类是在最后 30 秒来到世界上的。如果把人类文明史定为 5000 年，文明的人类仅仅在最后几秒钟出现在世界上。然而微生物（包括自生、共生、寄生）从来没有灭绝过，它陪伴生命的演化直到现在。微生物是生命的先驱，人类的祖宗。微生物是生机盎然的世界的缔造者之一。实际上，地球上营寄生生活的物种数量远远大于自生生活的物种数量，所有的生物不是寄生物，就是宿主。

生态系统中物种的密度、种群数量（例如北极的旅鼠）、个体尺度（例如鲸鱼、大象）、食物、资源、空间都是有严格限制的。各个物种协调相处，构成了多样的生命世界，即大自然用"生物开关"调节着各个种群。我们见到的低等生物的高度的繁殖力（吸虫），寄生物与宿主之间的默契（丝虫—蚊虫—人、弓形虫—老鼠—猫），大自然对种群的调控（北极的旅鼠—狐狸）都是如此。大自然不相信眼泪，对所有物种都要操作生命开关，进行种群调节，以维持生态圈的美妙和谐。

人类不是天上掉下来的"纯洁的精灵"，可能人类的诞生远远迟于寄生物。即使是上帝创造人类，其原材料也是"泥土"，与其他物种来到世界上近差 4 天。因此生态关系的建立并非（或不一定是）通过"接触—预适应—适应—寄生—免疫逃避"的演化过程。寄生生态关系是物种演化长河中原本的存在形式。包括微生物、寄生虫在内的其他低等物种是独立进化的；寄生与共生、寄生与共栖原本就是物种之间的生存方式。因为每种寄生生物的生态龛（ecological niche）与其他生物一样，是独一无二的。

寄生现象也是大自然对宿主（包括人类）种群调节的手段之一，同其他物种一样，并无例外。因纽特人有两个令人毛骨悚然的故事：

极地一部落，无猎物而生饥荒，民死。有母子二人濒死。母曰：弑母，一人可生。儿拒之。母自刎。儿食母肉，存活而生部落……是母亲伟大？还是儿子自私？

一对情侣逛街，遇北极熊。男友为护女友而搏斗。熊拖走男友食之，猎人从胃内检出人肉、毛发，现场惨烈。而生物学家的观点是动物有生存的权利——它太饿了，人类和其他动物一样都是它的食物！是北极熊可恶？还是生物学家冷血？

总之，"天地不仁，以万物为刍狗"。上帝不相信眼泪，不偏爱人类。

三、万物负阴而抱阳，冲气以为和

物质世界是矛盾的，矛盾是运动的，运动是有规律的，规律是可知的。阴阳相冲相和是事物发展的动力和常态。世界万物都是"大小相形，高低相倾，前后相随，音声相和"。自然界的阴—阳；白—昼；作用力—反作用力；质子—反质子；电子—反电子；正电荷—负电荷；物质—反物质；恒星—暗物质（黑洞）；宇宙—反宇宙（？）。生命体的男—女；生—死；酸—碱；配体—受体；增殖—凋亡；感染—免疫；抗原—抗体；Th1—Th2；M1—M2；等等。还有，宿主—寄生（物）虫…… 实际上，慢性隐性的感染是寄生生态系统"平衡、和谐"的表现，结果是双方得以存活。

人类认识世界是从身边的万物开始的（认识的局限性）；是带有自身感情色彩的；是以自我为中心的。人类的认识往往只注意"阳"，而忽略"阴"，只看到"有"，而忽略"无"。只见光明而不见黑暗。同样，我们只看到宿主而忽略了寄生虫。"万物以有之为用，以无之为利"。实际上，最容易看到的东西不一定是最有用的，例如车轮、灯泡、茶杯、房子……人也是如此。

四、万物或损之而益，或益之而损

现代生物技术、信息技术、遥感技术等大大提高了人类的劳动生产率，人类享受到了新的科技带来的成果。但是传染病仍然是发展中国家发展的重要障碍。一些新现、再现的传染病严重危害人类健康，突发性公共卫生事件时有发生。"塞翁失马，焉知非福。"事物有着矛盾的双方的相互依赖，所以"有得必有失"。人类站在自我的角度评价得失。传染性疾病同样是人类种群调节的"生命开关"之一。而且在原始时期即使不是唯一也是重要的调节手段。宿主与寄生虫的相互作用同样损益相当。亦即，"福，祸之所倚；祸，福之所伏"。"天之道，其犹张弓欤，高者抑之，下者举之；余者损之，不足者补之。故天之道，损有余而补不足，人之道者则不然，损不足而奉有余。"（《道德经》第七十七章）在传染病病/寄生虫病疫苗研制问题上，至今除了少数病毒性疾病用疫苗防治取得了成功，大部分感染性疾病的免疫预防很难奏效。例如，今天我们认为寄生在宿主体内的"异类"血吸虫，同样与其宿主有着意想不到的相似性：血吸虫基因组学揭示出其很多（30% 以上）重要的基因序列与宿主相近甚至相同。血吸虫的 TGF-β 与人类的序列几乎相同。

寄生关系中宿主一方受损是显而易见的，但是同样也受益。近年来越来越多的研究显示，蠕虫感染可以抑制某些自身免疫性疾病。例如，血吸虫感染后，宿主胶原性关节炎的发病明显减轻，关节损伤轻微。微生物的感染在人群中曾经非常盛行，微生物和寄生虫感染对塑造和协调人类免疫系统起着重要作用。微生物感染的缺失可能是发达国家自身免疫性疾病及过敏性疾病和哮喘发病增多的重要原因之一（亦即"卫生假说"，Hygiene Hypothesis）。蠕虫来源的分子可能作为一种有效的治疗途径用于治疗自身免疫性疾病。肠道线虫被驱除后，儿童哮喘、荨麻疹等超敏反应性疾病发病率升高；血吸虫慢性感染，血吸虫 SEA 免疫动物后，克隆氏病（Crohn's disease of colon ，是一种好发于中青年胃肠道的非特异肉芽肿性炎症，可以累及肠道的任何部分，而以回肠末段最常见）病情减轻；曼氏血吸虫虫卵成分可阻止胰岛素依赖的糖尿病病情发展；多发性硬化症（MS）患者感染血吸虫病后病情减轻，进展受阻；蠕虫、细菌、病毒感染伴随 IgE 升高，患超敏反应性疾病的概率降低；等等。

传统的疫苗研发策略是寻找诱导宿主免疫应答（主要为抗体）的虫源性成分—组分纯化、DNA 文库筛选等。这种即使活体存在且又能诱导产生抗体的抗原不能有效驱除虫体，体外分离、重组抗原的效果可能更难以奏效。事实上，有些抗原一方面可以诱导抗体产生，一方面可诱导免疫耐受和免疫逃避（cystatin、FBPA、ES62、Sm-Omega-1 等）。现有的资料显示：以抗体应答为导向筛选的大部分亚单位疫苗对蠕虫的免疫保护一般在 30% ，即使经过修饰（佐剂应用）也很少达到 50% 。至今除了少数病毒性疾病用疫苗防治取得了成功，大部分感染性疾病的免疫预防很难奏效。到目前为止，用疫苗消除或基即将消除的病毒传染病仅仅有天花和脊髓灰质炎。非疫苗消除的病毒传染病为 SARS。非疫苗消除（或即将消除）的寄生虫病有麦地那龙线虫病（目前仅存 145 例，2012 年 6 月）、我国的淋巴丝虫病（至 2007 年）、血吸虫病（至 2015 年?）和疟疾（至 2020 年?）。因此，依靠疫苗消除蠕虫病似乎尚未看到曙光。

所以，用辩证统一的观点认识寄生物（虫）—宿主之间的相互作用，分析疾病的发生、发展，有助于分子疫苗和基因药物的研发。

医学寄生虫学教学改革的思考

——构建以器官系统为中心，以问题为引导的寄生虫学教学体系

张进顺

河北北方学院（张家口 075000）

2012 年 5 月 7 日，卫生部和教育部发布了《关于实施临床医学教育综合改革的若干意见》（教高〔2012〕6 号，以下简称《意见》）。该《意见》包括指导思想和工作原则、改革目标和主要任务、改革重点和主要举措、组织管理和试点安排 4 个大的方面。在医学寄生虫学教学中，如何落实《意见》中的改革内容、提高寄生虫学教学效果，提出如下思考。

一、"意见"的核心是"一个改革，两个提升"

《意见》的"指导思想和工作原则"中提到 3 个"着力于"：着力于医学教育发展与医药卫生事业发展的紧密结合，着力于人才培养模式和体制机制的重点突破，着力于医学生职业道德和临床实践能力的显著提升。

在"改革目标和主要任务"中提到"更新教育教学观念，改革人才培养模式，创新教育教学方法和考核评价方法，加强医学生职业道德教育，加强全科医学教育，加强临床实践教学能力建设，提高人才培养水平"。

"改革重点和主要举措"：一是"优化临床医学人才培养结构"，包括"调控临床医学专业招生规模"和"构建'5 + 3'为主体的临床医学人才培养体系。逐步建立'5 + 3'（五年医学院校教育加上三年住院医师规范化培训）为主体的院校教育、毕业后教育和继续教育有效衔接的临床医学人才培养体系。"二是"实施卓越医生教育培养计划"，要"改革五年制本科临床医学人才培养模式。以强化医学生职业道德和临床实践能力为核心，……更新教育教学观念，改革教学内容、教学方法与课程体系，创新教育教学和评价考核方法，将医德教育贯穿医学教育全过程"。要"改革面向农村基层的全科医生人才培养模式。……探索'3 + 2'（三年医学专科教育加两年毕业后全科医生培训）的助理全科医生培养模式；实施早临床、多临床教学计划，探索集预防保健、诊断治疗、康复、健康管理于一体的全科医生人才培养模式，提高医学生对常见病、多发病、传染病和地方病的诊疗能力，培养大批面向乡镇卫生院、服务农村医疗卫生需求的下得去、用得上、留得住的全科医生"。

综合《意见》内容，我个人认为，可以将其核心内容概括为"一个改革，两个提升"。一个改革，就是人才培养模式的改革，即"5 + 3"（五年医学院校教育加上三年住院医师规范化培训）和"3 + 2"（三年医学专科教育加两年毕业后全科医生培训）。

两个提升：一是职业道德的提升，即关爱病人、尊重生命的职业操守；二是临床实践能力的提升：实现"早临床、多临床、反复临床"，提高解决临床实际问题的能力。

《意见》的出台，其实反映了当前医学教育中存在的突出问题。职业道德滑坡、临床技能低下，与当前的社会大环境密切相关，与现在医学教育规模扩大，临床教学资源不足，学生实习期间忙考研、忙找工作密切相关；也与医师法出台后，学生动手机会减少，医生风险意识增加，不敢放手让学生操作等多种因素密切相关。

二、寄生虫学学科发展和教学中存在的问题

目前寄生虫学发展的问题很多，最重要的问题是学校不够重视寄生虫学课程；学生对寄生虫学课的重视程度不高，学习兴趣不高；临床医生不认识寄生虫的人多，认识寄生虫的较少。

其原因包括可感染人体的寄生虫多，但感染率不高，重要致病的寄生虫更少；全球可感染人体的寄生虫多，国内相对来说可感染人体的寄生虫少；我们寄生虫学工作者工作的成效越好，对寄生虫感染控制得越好，消灭得越多，我们学科受到的重视程度就会越低，拿到的经费就越少，从而使寄生虫学处于一种尴尬的境地。

对于寄生虫学教学来说，其结果则是课程内容多、课时少。

然而，只要有寄生虫、有寄生虫病存在，就需要有我们寄生虫学工作者坚守这块阵地，何况目前还不断有新现和再现寄生虫的出现。

如何在有限的时间内，使学生了解国内外寄生虫和寄生虫病的情况、了解到何种程度？如何在规定的课堂上，使学生掌握具体的重要虫种？有哪些虫种？国内哪些虫种，国外哪些虫种？理论讲多少？实验上几个？这些都是寄生虫学教学中需要解决的具体问题。

三、构建以器官系统为中心，以问题为引导的寄生虫学教学体系

围绕两部委《意见》，如何解决寄生虫学教学中存在的问题，提出一些教学改革设想，即构建以器官系统为中心、以问题为引导的寄生虫学教学体系。

1. 医学教学模式改革的回顾

自 1866 年美国医药传教会在我国开设博济医科学校始，我国医学教育一直沿用美国模式。1910 年，美国的 Flexner 总结欧洲和美国办学经验，提出了由基础课、临床专业课和临床实习三阶段组成的，以临床各学科为中心的课程体系，即"以学科为中心"的三段式教学模式。

1952 年，美国的西余大学最早提出器官系统的课程模式。20 世纪 70 年代，这项改革曾波及世界许多地区和学校，如 1976 年美国 125 所高等医学院校中有 30.3% 的院校采用该课程模式。锦州医学院于 1991 年率先在国内开展了"以器官系统为中心"的课程模式革。之后，中南大学湘雅医学院、四川大学临床医学院、重庆医科大学基础医学院等相继开展了器官系统的课程模式。1993 年，爱丁堡"世界医学教育高峰会议"将"以器官系统为中心"综合型课程模式推荐为医学教学模式之一。

1969 年，加拿大的麦克玛斯特（McMaster）大学首先把 PBL（Problem-based learning）引入医学教育领域。之后，有许多提法，如初级保健课程（Primary Care Curriculum，PCC）、基于问题的课程（Problem Based Curriculum，PBC）、临床问题引导的基础医学教程（Clinical Problem-Oriented Basic Medical Sciences Curriculum，PBC）的教学方法，实际使用的都是PBL模式。20世纪70年代以后，PBL在北美获得了很快的发展。之后，世界其他国家包括中国也有不少学校或部分课程采用了PBL模式的教学。

2. 寄生虫学教学改革的思考和设想

两部委的《意见》要求："推进医学基础与临床课程整合，推进以学生自主学习为导向的教学方法改革，完善以能力为导向的形成性与终结性相结合的评定体系"。实现"早临床、多临床、反复临床"。这其实也是对寄生虫学教学改革的要求。按照这些要求，考虑以下改革措施。

（1）从器官系统的症状、问题入手，"推进医学基础与临床课程整合"，实现"早临床、多临床、反复临床"。

以消化道寄生虫为例，首先，试想当一个临床医生接诊一个出现消化道一系列症状的患者，有几个医生能想到寄生虫感染，能想到几种寄生虫，如何诊断，如何治疗？答案很可能是：很少有医生会考虑到寄生虫。其原因，一方面由于现在寄生虫感染确实较少（南方的医院考虑得可能多一些）；另一方面，他们所学的导致消化道症状的寄生虫穿插、散见于原虫、线虫、绦虫和吸虫不同章节，在实际工作时已经淡忘了。

再试想一下，如果一个学生在寄生虫学课上，专门有6～8学时，以如下步骤上课：①从消化道这一器官系统的症状入手，引导学生思考，牵出肠道所有寄生虫。如患者出现腹痛、腹泻甚或呕吐、脓血便等症状，可能与消化道哪些寄生虫有关？各寄生虫寄生在消化道的什么部位：是黏膜中（多数原虫），还是肠腔中（多数蠕虫）？是胃（蝇蛆）、十二指肠（贾第虫、钩虫）、小肠上段（蛔虫、绦虫）、回盲部（蛲虫），还是结肠（鞭虫、溶组织内阿米巴）、直肠（鞭虫、蛲虫）？②不同部位的寄生虫都引起什么样的病理损害？是轻度黏膜刺激（蛲虫、绦虫），还是重度的黏膜溃疡（溶组织内阿米巴）？是吸食血液，还是夺取营养？有没有体内移行？会不会钻孔、穿孔？可否导致肠管阻塞、直肠肛门脱垂？等等。③再从病理机制探讨其临床变现：疼痛部位、疼痛性质、有无包块、是否贫血、腹泻与否、粪便性质、是否发现节片等。④之后是如何取材、如何检验、不同虫种分别可查见什么东西，是虫卵、成虫，还是包囊、滋养体，诊断要点是什么？⑤然后精选几个典型虫种，如消化系统可选原虫、线虫、绦虫、吸虫各一个，其他器官系统则因寄生的虫种而异，简要介绍形态、生活史，其他多数寄生虫则列表点出形态、生活史特征。⑥简要介绍各虫种的流行概况；重要虫种或可简要介绍相关免疫、生理生化等其他内容。最后是防治原则。

上述方法，开篇就是临床症状，是实现"早临床、多临床、反复临床"的最佳诠释。相信一个医生经过这样一番学习之后，当遇到一个消化道患者的时候，曾经专题讨论消化道寄生虫的场景应该很容易被唤起，散布在消化道不同段落中、大小不等、形态各异的虫体一定会浮现在其脑海中。如果将所有寄生虫均整合到若干个器官系统，如循环系统、肝肺器官、脑组织、眼组织、肌肉和皮肤组织等，按照上述从各器官系统相关临床症状和问题入手，确定授课的寄生虫范围，编制授课计划，制定教学大纲，编写适用的教材，可形成一个结合了器官系统中心、问题定向教学两种模式的混合模式。这将有助于落实《意见》中要求的"推进医学基础与临床课程整合"，实现"早临床、多临床、反复临床"，提高医生"解决临床实际问题的能力"。当然，使用这种模式教学，也必须先讲概论，并且要精心设计概论内容。

（2）授之以渔，"推进以学生自主学习为导向的教学方法改革"。

古语说："授人以鱼，不如授之以渔。"授人以鱼只救一时之及，授人以渔则可解一生之需。对于寄生虫学来说，是否可以这样理解：多讲几个虫子、少讲几个虫子不重要，重要的是让学生知道需要有关虫子的知识时到哪里去找，对找到的知识如何分析综合、去伪存真，即如何通过自身的学习获取所需要的知识。可见，授之以渔首先需要教育观念的转变。只有这样，才能不断获取新知识，摒弃过时的东西，才能在诊断治疗寄生虫病时做出最优化、最合理的处理。

但是如何授之以渔，我想可否在上述设想的讲课过程中，在授课的某些环节设计若干子题目，如消化道寄生原虫的疾病机制、消化道蠕虫的致病机制、消化道寄生虫异位寄生、消化道寄生虫的诊断方法、消化道寄生虫的生态学等。在第一次课后，将学生分组，把这些题目发给学生，每组 1～2 个题目，让学生自己学习有关内容并做出 PPT。下次讲课随机抽取学生，让学生在一定的时间内讲 1 个题目，然后老师对学生讲课的内容给予简要点评、补充，对不正确的内容予以纠正。讲课的内容不仅限于书本，鼓励学生查阅最新文献并列在讲课的 PPT 中。这样如果形成惯例，学生就会逐步养成自主学习的习惯，提高自主解决问题的能力。

子题目可大可小、可多可少，讲课的时间可长可短，这需要根据课时、内容精心设计，以保证在有限的学时内完成教学内容。最好在一段课程结束时，每个学生基本都有均等的机会上讲台。这样学生讲、学生听，对于提高学生的兴趣、调动学生自学的积极性，肯定会发挥积极的作用。

（3）讲课、综述、实验、考察各得其分，"完善以能力为导向的形成性与终结性相结合的评定体系"。

形成性评定，是对学生获取知识过程的评定，目的在于检验学生获取知识的能力。上述子题目讲课就是形成性评定最好的内容，每次学生讲完，老师都应该给予一定的成绩。我想，还可以用类似的方法，采用老师批量命题、学生自主选择其一的方法，在结课时要求学生写一篇综述，并给一定的成绩。另外在学生实验课也给予一定的成绩。这三部分成绩均可作为学生能力形成性成绩记录在案。

终结性评定是对学生到目前为止所学到的知识的评定，目的在于考核学生学习的结果，其方法包括传统的考试或考察。

将形成性评定结果和终结性评定结果结合在一起就是学生的最后成绩，它既反映了学生获取知识的能力，也反映了其已经获取的知识。

（4）结合寄生虫学发展史中做出贡献的专家学者故事的介绍，"将医德教育贯穿医学教育全过程"。

（略）。

"5+3"为主的医学教学人才培养模式下的寄生虫学教学改革

陈建平 陈达丽 田玉 王雅静 廖琳 陈静先

四川大学华西基础医学与法医学院寄生虫学教研室 (成都610041)

人体寄生虫学是研究人体寄生虫的形态、生活史、致病、病原学检查、流行与防治的一门学科，是临床医学专业的主要基础课之一。寄生虫可因为侵入人体各系统的不同器官而出现不同的临床表现，常被误诊为临床上的常见病和多发病而延误病程，甚至危及患者生命。因此，在临床医学专业开设人体寄生虫学课程的目的，是让学生毕业后能掌握寄生虫病的致病机理、临床表现、诊断与治疗方法。目前"5+3"为主的医学教学人才培养模式下的寄生虫学教学也面临许多问题，如教学模式、教学方法、教学内容和教学队伍等改革。为适应"5+3"为主的医学教学人才培养模式和职业医师考试要求，我们对寄生虫学教学进行了一些调整和改进，本文在此逐一阐述。

一、寄生虫学教学中存在的问题

1. 教学模式

人体寄生虫学大部分内容属于形态学范畴，由于寄生虫本身的特点，本学科有大量需要记忆的内容，包括寄生虫不同发育时期的形态特点、不同发育时期产生的致病特点、不同寄生部位引发的疾病等。传统的板书教学以及挂图等方法虽然具有一定的优势，但已经无法适应课时减少、内容增加等新情况。多媒体教学或计算机辅助教学已成为高校主要的教学方法。多媒体教学能够集文字、声音、动画、视频等信息于一身，可以激发学生的学习兴趣、加深学生对知识的了解、促进理论与实践的结合等。但是，多媒体教学也存在一定的缺点，如信息量太大、学生课堂上难以完整做笔记、缺乏师生互动等。整合传统的教学方法与多媒体教学的优势为一体，也是有效提高课题教学质量的方法之一。

2. 教学方法

近年来我国大多数高校的寄生虫学教学时数明显减少，有些院校已将寄生虫学由必修课改为考察课或选修课，部分专业甚至取消了寄生虫学这门课程，加上课程建设以及教学经费明显不足，致使学生认为寄生虫学是一门萎缩性学科或冷门学科，从而对学习人体寄生虫学的积极性明显降低，对学习这门课缺乏足够的重视和兴趣。当前我国人体寄生虫学的教学模式仍是按新中国成立初期以寄生虫生物学为主的教学方法，以寄生虫的形态学与生活史为教学重点，很少讲授寄生虫病的相关临床知识，而临床医学专业的学生毕业后绝大部分将从事临床工作，遇到病人时首先要根据其症状做出初步诊断，然后再进行必要的辅助检查，根据检查结果给出明确的诊断及合适的治疗方案。所以目前的教学方法已不能吸引医学生的兴趣，也很难符合职业医生应具备的寄生虫病知识的要求，难以满足将来临床工作的实际需要。因此，改变寄生虫学教学方法、调整教学重点，同样是寄生虫学教学应该思考的问题。

3. 教学内容

随着我国经济的发展，目前各种版本的人体寄生虫学教材不仅包括常见的寄生虫，还包含少见的与新出现的寄生虫；不仅有传统的经典内容，还增加了新进展的相关内容。目前教材内容多、篇幅大，而教学大纲在原有内容不变的基础上，又增加了新的内容及重点；而五年制、七年制临床医学专业人体寄生虫学教学学时数则没有增加，反而均有减少，因此，在有限的教学时数内应尽量做到对重点寄生虫病讲深讲透，不常见或危害性不大的寄生虫病简述即可，或者学生自学。这也需要对寄生虫学教学内容进行适当的调整。

4. 教学师资和学科建设

教师是人体寄生虫学教学的主体，教师的专业基础理论知识与临床医疗知识等均直接影响着教学质量的高低。人体寄生虫学是一门综合学科，除了与人体解剖学、组织学、病理学、免疫学、药理学等基础学科密切相关外，寄生虫病的诊断、治疗与防治部分还涉及诊断学、内科学、外科学、儿科学、传染病学、流行病学等临床医学与预防医学的知识。这就要求教师不仅要有全面系统、扎实的人体寄生虫学知识，还要掌握其他相关学科的知识。临床医学专业的学生毕业后将成为临床医师，最关心的是如何诊断与治疗疾病。目前从事人体寄生虫学教学的老师还有许多非医学专业毕业的教师，如何加强医学相关学科的知识学习和技能训练，是人体寄生虫学教学师资和学科建设必须思考的问题。

二、"人体寄生虫学"教学的改革措施

1. 调整寄生虫学教学内容

应根据我国寄生虫病疾病谱的变化来调整临床医学专业的教学内容，除了将目前危害较大的日本血吸虫、疟原虫作为主要讲授内容外，还应重点讲授一些机会致病性寄生虫（弓形虫、隐孢子虫、卡氏肺孢子虫等）、食源性寄生虫（猪囊尾蚴病、旋毛虫、广州管圆线虫、华支睾吸虫、并殖吸虫）等，而对于已消除或基本消除的寄生虫（如丝虫），则仅作为一般了解的内容。调整后的教学内容可体现我国寄生虫病的流行现状，具有实用性。

2. 加强教学内容的针对性

应根据授课对象主要是临床医学专业本科生，适当修改教学大纲，调整寄生虫学教学侧重点。将寄生虫的部分生物学知识如超微结构、生理、生化、生态等不再作为重点讲授内容，而重点讲授与致病、诊断及防治有关的寄生虫形态特征、生活史要点、致病机制、诊断与防治，以培养临床医学专业本科生解决寄生虫病诊断与防治实际问题的能力。

3. 病例引导式教学法

在每次授课前，我们先将一个与授课内容相关的寄生虫病典型病例介绍给学生，病例应包括患者的病史、主要临床症状与体征，让学生自己提出问题，如该病人可能患哪种寄生虫病？应进一步询问哪方面的详细病史？进行哪些实验室检查？这种教学方法让学生带着病例学习，以学生为主体，使学生在思考病例以及寻找答案的过程中获取知识，培养学习兴趣和创新性思维，其特点是打破了学科界限，围绕病例进行学习，培养学生的思辨能力和创新能力。

4. 病例讨论式教学法

我们在临床医学八年制开展小班化教学，每班定 20 人，开展病例讨论式教学。在授课后给出一个与授课内容相关的寄生虫病的典型病例，供下次课进行讨论。通过病例讨论，增加学生的临床知识，在对病例的讨论分析过程中，让学生根据寄生虫病的临床症状和体征对各种寄生虫病作出初步判断。由于展示给学生的病例是与授课内容相关的寄生虫病例，因此也是对授课内容的复习。在理论课上应用病例讨论式教学法，可促使学生提高记忆、巩固所学的知识、锻炼语言表达能力，提高学生的学习兴趣与教学效果。我们对 20 名学生进行了以病例为中心的教学方法的问卷调查，其中 95%（19/20）的学生认为该教学方法很有必要，90%（18/20）的学生认为可以激发他们的创新性思维，提高他们的独立学习能力。

5. 任课教师应提高临床与预防医学知识

根据临床医学专业教学内容的改变，要求任课教师有一定的临床医学知识，这就要求非医学专业毕业的任课教师（如生物学等专业毕业的教师）除了补充基础医学知识外，还应学习临床医学课程，如黑热病临床表现有发热、肝脾肿大和全血细胞减少性贫血等，肝脾肿大的和贫血原因都涉及解剖学、诊断学、内科学传染病学与免疫学的知识等。所以我们组织非医学专业毕业的任课教师进行临床医学课程学习和讲座培训，以补充医学知识，提高教学能力。

三、结语

在"5 + 3"为主的医学教学人才培养模式下，人体寄生虫学教学要加强寄生虫病的教学内容，使所学内容更具有实用性。要求临床医学专业学生必须掌握寄生虫病诊断与治疗的知识，在人体寄生虫学教学中，教师应根据讲授内容，引入典型病例，通过对寄生虫病典型病例的介绍和误诊病例的分析，提高学生分析问题和解决问题的能力。寄生虫学教学内容和讲授重点应根据寄生虫病的流行现状与趋势进行改革，以适应社会经济的发展和培养创新型医学人才的需要，培养出创新能力强、实践能力强、适应面广的复合型医学人才。

适应临床医学改革的人体寄生虫学教学模式的设想

徐大刚

上海交通大学医学院病原生物学教研室（上海 200025）

自我国高等医学院校开设寄生虫学课程以来，课程名称一般定名为人体寄生虫学或医学寄生虫学，在近几年的教材建设改革中，将微生物学与寄生虫学内容整合为病原生物学，而在教材的内容上，寄生虫学方面的内容与原人体寄生虫学或医学寄生虫学教材的内容实际是大同小异，主要内容包括形态、生活史、致病、诊断、流行和防治 6 个方面。

一、教学的基本状况

随着教学改革的发展，在教学实施过程中，我们的教师都是精心尽职，在提高教学效果上不断采取措施，在 3 个结合方面——基础医学与临床医学密切结合，医学知识与人文知识密切结合，能力培养与素质提高密切结合，大胆探索，不断改进；在教学方法上，采用小班教学形式，应用理论与实际、感性认识与理性认识、系统讲授与课堂讨论密切结合，对学生积极引导，提出问题，启发学生思维，有利于学生掌握知识及培养能力。所以，在各论内容教学中，将寄生虫生活史的 4 个阶段与临床医学和预防医学内容紧密结合（图 1），既突出寄生虫学内容的重点和难点，又有利于学生将教学内容与寄生虫病的致病机理、临床表现、诊断与治疗和流行病学有机地联系起来，使教学内容保持了学科相对完整性和系统性，且更注重教学的实际效果性，并教授学生如何从寄生虫生物学特性去解释寄生虫在人体、外环境生长发育寄生中产生的各种现象，以及与临床医学的相互关系，提高学生发现问题和解决问题的能力。

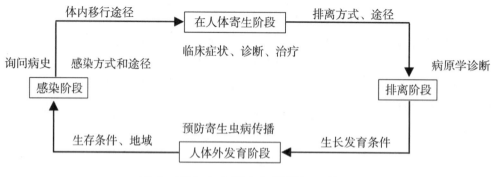

图 1　寄生虫生活史与医学相互关系

但在现有教材内容的编排上，不管是我们自己主编的教材，还是其他兄弟院校编写的教材，其内容除了某些重点寄生虫病外，大多数的"虫种"基本还是以寄生虫的"虫学"为重点，突出的是寄生虫的生物学内容，与疾病相关的致病、诊断（主要是病原学诊断）、流行与防治的内容所占比重明显较轻。

二、对教学改革新要求的适应

2012年5月7日，教育部、卫生部《关于实施卓越医生教育培养计划的意见》中，对开展五年制医学教育综合改革试点，所涉及的改革教学内容与课程体系部分就提出：推进医学基础与临床课程的整合；在创新教育教学方法方面要求积极开展以学生为中心和自主学习为主要内容的教育方式和教学方法改革，推行启发式、探究式、讨论式、参与式教学，倡导小班教学、小班讨论。结合实施卓越医生教育培养的3个目标：探索建立"5+3"（五年医学院校本科教育+三年住院医师规范化培训）临床医学人才培养模式，培养一大批高水平医师；适应国家医学创新和国际竞争对高水平医学人才的要求，深化长学制临床医学教育改革，培养一批高层次、国际化的医学拔尖创新人才；适应农村医疗卫生服务需求，深化面向基层的全科医生人才培养模式改革，培养大批农村基层实用型全科医生。即培养：一大批高水平医师，一批高层次、国际化的医学拔尖创新人才，大批农村基层实用型全科医生。为适应这样的培养目标，在寄生虫学的教材建设、教学内容和教学方式上应有所改革和创新。

1. 教材建设

在过去以寄生虫的"虫学"为重点的基础上，增加"病学"的内容，因此，对教材内容作适当调整，在各论内容的编排上分为形态和生活史、临床表现、发病机制、诊断、治疗、流行与预防6个部分。以"蛔虫"为例，临床表现内容包括：幼虫所致症状——肝脏症状、呼吸道症状；成虫所致症状：消化道症状、神经系统症状、过敏反应症状；并发症——胆道蛔虫症、蛔虫性肠梗阻、蛔虫性阑尾炎、蛔虫性腹膜炎。诊断内容包括病状体征检查、血象检查、病原学检查、物理学检查和主要鉴别诊断5个方面。治疗内容包括病原治疗、集体驱虫和并发症治疗。这些内容的增加，为今后从事临床医学工作的学生提供了较为详细的医学参考。在线虫、吸虫、绦虫、原虫和医学昆虫各章节后，均附上2～3个病例，作为学生自学的内容，在学习相关内容后，结合病例，以进一步加深对教学内容的掌握和理解。为适应这样一种教材模式的教学，需要授课老师充实和丰富自己的学识，为提高教学效果而努力。

2. 教学内容的探索

以寄生虫生活史为主导，与临床医学和预防医学内容紧密结合，在教学过程中，要让学生明白：在寄生虫病的诊断过程中，根据病人的主诉，首先要明确寄生虫的感染阶段、感染方式和途径；在病史询问过程中，了解寄生虫在体内移行的途径，以及对机体组织所产生的损伤和引发的临床症状；寄生虫在机体内寄生的阶段和寄生部位，与寄生虫病的临床症状、临床诊断和治疗密切相关；了解寄生虫的排离阶段、排离方式和排离途径，做出相应的病原学检查，以明确寄生虫病的诊断；熟悉寄生虫在外界的生长发育条件、地域和其他生物间的关系，对防治寄生虫病的传播有着重要意义。通过对人体寄生虫的基础医学内容与临床医学密切结合，医学知识与人文知识密切结合，能力培养与素质提高密切结合，以适应"5 + 3"临床医学人才培养模式，为培养高水平的医师或适应农村基层实用型全科医生，奠定扎实的寄生虫病基础。

3. 教育方式和教学方法的改革

积极开展以学生为中心和自主学习为主要内容的教育方式和教学方法改革，推行启发式、探究式、讨论式、参与式教学，倡导小班教学、小班讨论，也是卓越医生教育培养计划的重要方面。长期以来，我们在临床医学（五年制）的寄生虫学教学上，都采用小班教学和小班讨论的方式，在小班教学过程中，可以很好地采用师生互动式的交流和讨论，例如在讲解各论的第一项内容"蛔虫"前，我们提出一个临床病例：一个患有顽固性中耳炎的 2 岁儿童，长期药物治疗不愈，最后造成鼓膜穿孔，最后医生从患儿的中耳道内取出一条 6.8 cm 的虫体，经鉴定为一条雄性蛔虫。这样病例一提出就给学生一个疑惑，这种疑惑的解释，就是通过学生对教学内容的学习，将蛔虫在人体内移行过程联系起来很快就获得答案，通过对蛔虫成虫基本形态特征的了解，自然就掌握了蛔虫成虫的识别要点。这样一种教育方式，使学生在学习过程中带着一种解惑的心理进入学习状态，并可以使学生进一步明确、掌握寄生虫在人体内移行和寄生过程，以及寄生虫的形态特征在临床医学中的实际意义。

通过 PBL 教学方法的实施，完全可能达到探究式、讨论式、参与式教学的目的。我们设计了一个严重贫血的案例，案例的第一部分：70 岁女性患者，农民。因纳差、乏力、上腹不适、反复黑便 2 个月入院。外院病历显示：大便隐血阳性，HB：51 g/L，胃镜示浅表 – 萎缩性胃炎，经抑酸、止血处理后上腹部不适好转，但血红蛋白下降至 36 g/L。年轻时喜食生米。既往曾因"贫血"在当地医院就诊，予驱虫治疗，具体不详。否认其他病史。案例的第二部分：体格检查显示，贫血貌，其他无明显阳性体征；血常规显示：HB：38 g/L，RBC：2.05 × 10^{12}/L，MCV（平均红细胞体积）：66.8 fL（正常值：93.28 fL）；粪常规显示：隐血阳性。初步诊断：下消化道出血（原因：下消化道肿瘤、下消化道血管病变、炎症性肠病）。入院后肠镜检查显示：回肠末端见多条长 5 ~ 10 mm 白色线状虫体，活动，回盲瓣局部黏膜红肿（病例的后面部分省略）。本病例的中心议题是：可考虑哪些胃肠道疾病，并与产生贫血之间的关系，寄生虫感染与贫血的关系，以及从医学伦理学、卫生经济学、医患沟通等方面可吸取的经验和教训，共设计了 18 个问题，希望在讨论过程中达到预期目标。这样一种教学方法在人体寄生虫学教学实践中取得了良好效果，教学督导和临床医学听课效果的反馈均认为这种教学方法充分体现了基础医学内容与临床医学内容的结合、医学知识与人文知识的密切结合。

为适应临床医学"5 + 3"教学体系和卓越医生教育培养计划的实施，人体寄生虫学课程建设能充分体现基础医学与临床医学和预防医学内容紧密结合，改革教学过程中以寄生虫学的生物学重点与寄生虫病的诊断、治疗、预防相结合，使人体寄生虫学的课程质量更加符合学生培养的 3 个目标。

吴中兴教授对教材编写的意见和建议

欣平教授：您好！

人体寄生虫学统一教材又修订了（第8版），李雍龙教授告诉我，是你担任主编，祝贺你承担了重要任务。我虽然离开了教学单位，但还是很关心医学教育事业。病原生物学把微生物学和寄生虫学合并了，一个系的两个专业，很多院校在实际上还是各自分开的。因为还是两本专业书籍。在第6版出版后，关于阅读和学习内容，我曾向李教授提了意见和建议，形态—生活史不会有很多进展，但流行情况在不断改变，诊断在免疫学、分子生物学方面有新的技术，防治内容里药物研究会有进展。两次全国性的寄生虫病调查，内容和数据较多，是新的情况；但第二次调查结果公布后，至今也过去了7～8年；南方省、区，特别是少数民族地区、边缘山区、经济欠发达地区，寄生虫感染率还相当严重，海南、云南、贵州、广西、福建、湖南、江西、安徽……人群感染率还在30%以上。即使从全国的感染率下降程度来看，我们的寄生虫病防治情况，只相当于于20世纪70年代日本和80年代韩国的水平。不能光看到成绩，而是应重视现实问题，这才是科学发展观。

有些编写的老师，在防治方面的内容，主要是抄前人写的，因为自己缺少实际经验，特别是在药物方面，30年前用的药品目前已经不用，还写成"'首选药物'效果最好"。

如对于治疗粪类圆线虫的噻苯咪唑，国内根本不生产此药，只有兽用的，人用的过去是从国外带回的，发表的文章写得很清楚。所以，写稿的人如不太了解，应该去请教其他老师。如国内一类新药三苯双脒，已经有很多临床验证报告，对美洲钩虫效果很好，应该写进书本。

仅举这些，供作参考；顺祝　夏安

吴中兴

7－18

人体寄生虫学课程现状及对策

李波清

滨州医学院病原生物学教研室（滨州 256600）

人体寄生虫学是临床医学、预防医学等医学相关专业的基础课，是介于基础学科与临床学科间的桥梁学科。目前，在很多医学院校的课程设置上将人体寄生虫学设定为考查课或选修课，且存在教学内容多学时少的现实问题。在教学过程中，普遍存在教学主管部门及教师重视程度不足、学生轻视学习本课程的现象，教学现状令人担忧。本文从课程设置、教师、学生 3 个方面入手，探讨如何解决人体寄生虫学教学中存在的问题，以提高人体寄生虫学的教学质量，保障我国寄生虫病防治工作的健康发展。

一、人体寄生虫学课程现状

1. 课程设置欠合理

随着学科的发展，现在人体寄生虫学教材内容更加丰富，但国内很多医学院校现在的人体寄生虫学课时较少，由原来的 60 学时左右压缩到现在的 30 学时左右；课程性质也由原来的考试课改为考查课或选修课，且部分医学专业不再开设此课程，导致很多内容难以在课堂上详细向学生讲授。学生因为此课程是考查课或选修课而不重视课程学习，教学效果较差。

2. 师资匮乏

由于授课学时及授课专业的压缩，教师的配备也随之逐渐萎缩。因师资匮乏，导致教师梯队结构不合理，极不利于该学科的建设、发展及教师业务素质的提高。同时，由于存在对该学科的错误认识及从就业形势考虑，大部分医学生在考研时不愿选择人体寄生虫学作为自己的报考方向，导致本学科在师资上面临后续乏人的困境。没有一支专业的、优秀的、梯队结构合理的教师队伍，人体寄生虫学教学质量难以保障。

3. 教师教学积极性不高

目前，我国的医学院校将科研成果作为考核教师工作业绩的主要硬性指标。很多从事人体寄生虫学教学的教师为实现顺利晋级、成功评聘等目的，在工作中重科研、轻教学，将大部分时间投入到科研活动中而忽视了教学本职工作。导致教师对本学科相关理论、技能掌握不足，授课技能较差，在课堂上教师授课多以读多媒体课件或现学现卖的情况出现。这势必导致授课内容空洞，学生对教师的授课不满意、对授课教师不认同，从而影响本课程的教学效果。

4. 教学内容陈旧，教学形式单一

随着人们卫生条件的改善、生活习惯的转变，我国人体寄生虫病的疾病谱已经发生

较大变化，如过去常见的颚蝴虫病现在已较少见，但很多医学院校在授课过程中依旧沿用传统的教学大纲，并没有根据人体寄生虫疾病谱的变化做适当调整，在授课内容上与社会需求偏离较远。并且，由于学时压缩幅度较大，致使每次授课的内容增多；而教师在授课时为完成规定的教学任务，多采用简单的灌输式讲授教学法，很多内容在讲授时只能"蜻蜓点水"，难以深入讲解，不易采用 PBL 教学、启发式、互动式教学法。由于授课任务繁重、课堂气氛沉闷，难以激发学生的学习兴趣。

5. 学生学习积极性较差

由于现在很多地区寄生虫病较少见，导致人们（包括学生）普遍对人体寄生虫学不够重视。且寄生虫种类多，内容杂；形态学内容比较枯燥，不易掌握；目前国内很多医学院校已将人体寄生虫学由考试课调整为考查课或选修课。大多学生重考试课，轻考查课、选修课，很多学生在学习人体寄生虫学时抱着应付考试的态度，对课程的学习缺乏积极性与自主性。

二、相应对策

1. 加强宣传教育，提高人们对人体寄生虫学的重视程度

采用多种宣传形式，使人们正确认识我国人体寄生虫病的现状，提高重视程度，使学生正确认识人体寄生虫学与所学专业的关系。加强沟通，促使教学主管部门对人体寄生虫学课程的重视，适当设置本课程的性质、教学课时等。

2. 强化师资队伍建设

学校层面应高度重视人体寄生虫学师资队伍的建设，在教师配备上给予足够的重视。从事人体寄生虫学教学的一线教师应不断加强自身学习。教研室应对青年教师从最基本的教学技能、实验技能着手培训，积极选派青年教师到高水平的医学院校及专业机构进修学习。同时加强资深教师在教学中的传帮带作用，完善集体备课制度、青年教师试讲及听课制度，提高教师的专业素质。

3. 适时调整授课内容，改进教学方法

应根据我国人体寄生虫病疾病谱的变化，及时合理地调整教学大纲，更新授课内容，增强其实用性。人体寄生虫学是一门实践性很强的学科，教师在授课时应多注意运用"案例式""病例引入式"等教学法，通过讲授病例，把寄生虫的形态结构、生活史、致病性、诊断、防治等知识与临床实践有机统一，提高学生的认知能力、实践能力及学习兴趣和积极性。

4. 以科研促进教学

教师应注意将自己的科研工作与教学活动相结合，把自己的科研引入课堂教学，增加教学的直观性、生动性，并通过对新知识、新技术的共享激发学生的学习兴趣与学习积极性。教师还可在教学过程中吸收学生参与到自己的科研工作中。学生通过参与科研活动，既可拓宽知识面、深化本学科知识、激发学习兴趣，又能培养严谨求实的工作作风。

当前，我国人体寄生虫病防治工作不容忽视，我国人体寄生虫学教学工作存在严重的不足。作为从事人体寄生虫学教学工作的一线教师，有责任和义务努力提高我国人体寄生虫学的教学质量，为我国人体寄生虫病的防治工作培养优秀人才。

寄生虫学创新性实验小组在培养医学本科生
创新实践能力中的应用及效果

张健　张锡林　黄复生　徐文岳

第三军医大学基础部病原生物学教研室（重庆400038）

人体寄生虫学是一门传统的基础课程。在第一课堂的教学中，课程设计注重的是学科知识的系统化与完整性，与人才的创新实践能力培养结合不足。而创新是人类社会的发展动因，创新必须靠一大批具有创新精神和创新能力的新型人才来实施。因此仅靠第一课堂的学习是不够的，合理有效地开发第二课堂，加强对大学生的创新意识、创新能力和实践能力的培养，势在必行。本教研室于2005年起在学校实施本科生导师制基础上，组织医学本科生以创新性实验小组的形式开展第二课堂，让学员真正参与到创新性科研的设计和课题的实施中，从而真正体现了创新性教育的特色。这一教学措施的实施，在促进学员创新能力的培养方面，取得了一些教学成果和经验，现总结如下。

一、对象与方法

1. 对象

2005、2006和2007级临床医学、实验技术、医学检验及预防医学等专业的本科学生。

2. 方法和步骤

在人体寄生虫学的第一课堂教学中将相关的最新进展和前沿知识补充到教学内容中，并利用教研室的科研平台为学生提供创新性教育。本教研室的科研特色为疟疾蚊媒先天免疫研究和吸虫免疫诊断研究，故利用这些特色研究项目为学生创新能力的培养搭建平台。

（1）落实本科生导师制。

严格落实学校实施的本科生导师制，让学生早期接触并进入科研实践。五年制学生从入学开始，即以课题组的方式编入教研室各科研课题组，达到早期接触科研、早期进行可行性研究实现以科研活动促进教学质量的目的。与学生管理干部联系，将参与的学生根据研究内容组成创新性实验小组，3~4人为一组，分别独立进行选题。通过查阅文献、搜集资料、发现和提出问题，然后将整个实验分为实验目的、实验原理、实验材料和方法、实验步骤、对实验预期结果的分析5个部分设计出实验方案。

（2）对学生的要求。

要求每个学生将选题所引用的文献进行分析思考，提出自己的观点，然后整个实验小组的学生就以这些观点进行讨论，并完成实验方案的设计。最后通过学生与教师的讨论，确定实验方案的科学性、先进性、可行性以及存在的问题，再组织学生对可行性较好的实验项目进行形式多样的实践活动，主要以申请课题和发表文章的情况对实验结果进行评估并统计。

二、结果

1. 实践活动

在教师的组织、鼓励和支持下，约有 600 名学生利用寒暑假对三峡库区移民进行了肺吸虫病流行现状调查和幼儿园儿童蛲虫感染调查，以及进行社区的结核、艾滋病、非典和禽流感等流行性传染病的健康宣传等社会实践活动。

2. 产出

在学校实施本科生导师制基础上，组织本科生创新设计小组等，让学生真正参与到创新性科研的设计和课题的实施中，真正体现了创新性教育的特色。这一教学措施的实施，开阔了学生的视野和学术思路，取得明显成效。学生完成撰写并自行申请的学员创新课题受到学校的支持；另外，学生撰写的专题论文、综述等已在国内期刊公开发表，这极大地鼓舞了学生学习的积极性，培养了其创新思维能力。

指导学员"创新小组"和第二课堂教学：

（1）2005 级实验技术的马铁军小组发表论著、论文 4 篇，获得学校"学员创新课题二等奖""医学会优秀论文奖"等；2005 级预防、检验的李倩和王成小组发表论文 1 篇。

（2）2006 级预防、检验的韦经宇小组获得学校"学员创新设计二等奖"；2006 级临床医学的胡晓飞、范应磊小组发表论文 3 篇。

（3）2007 级预防、检验的何伟小组发表论文 1 篇，申报"校园杯"大学生课外学术科技作品一项；2007 级临床医学的任远、胡潇、熊鸣小组发表论文 1 篇，申报"校园杯"大学生课外学术科技作品 3 项，获得科技作品一等奖，优胜奖各 1 项。

课程教学是一种由师生共同完成的、有目的性、有组织的活动，是师生互动的过程，是教与学思维的有机统一。因此，在整个第二课堂的实施过程中，一方面教师指导并培养学生的创新能力，另一方面也促进了教师的基本技能和综合素养的提高。

教师获奖情况：

（1）"人体寄生虫学"课程获得总后院校"双百计划"优质课程。

（2）创新型人才培养模式在"人体寄生虫学"教学中的构建和实施获三等奖。

（3）2008 年校级优秀网络课程评选获三等奖。

（4）2008 年校级优秀学科专业网站评选获三等奖。

三、讨论

根据学生的参与情况及对创新性实验小组实施的实验方案分析发现，开展人体寄生虫学创新实验小组对于培养学生创新实践能力是完全有必要和可行的。另外，在协助学生完成这些设计性实验方案的同时，对教师也是一种极大的促进。学生的思维是极其活跃的，设计性实验涉及了很多学科之间的交叉融合，很多新的设计性实验内容体现了当代科技的最新成果，这就要求教师必须具有深厚的理论基础、更好的实验技能、更先进的教学手段和更加广泛的知识面。教师只有加强自我修养，不断更新自己的知识，突破"传道、授业、解惑"的传统思维模式，才能适应新的实验教学模式和理念。

通过以创新性实验小组的形式开展第二课堂，我们对于探索创新人才的培养模式也总结了一些经验。

第一，注重学思结合，在与学生互动教学过程中，倡导启发式、探究式、参与式教学，帮助学生学会学习。激发学生的好奇心，培养学生的兴趣爱好，营造独立思考、自由探索、勇于创新的良好环境。通过深入研究，确定不同阶段学生必须掌握的重点内容，并形成教学内容的持续更新措施。

第二，注重知行统一，坚持教育教学与社会实践相结合。开发形式多样的社会实践活动，增强学生科学实验和技能实习的成效。充分利用校园内外的教育资源，开展各种课外及校外活动。

第三，注重因材施教，关注学生的不同特点和个性差异，发掘每一个学生的优势潜能。

人体寄生虫学网络化教学初探

任一鑫 秦元华 戴晓冬 郑莉莉 王玉林 易岑 崔昱

大连医科大学寄生虫学教研室（大连 116044）

人体寄生虫学是研究威胁人类健康的寄生虫的形态结构、生存规律、与宿主相互关系的科学。现阶段我国的国情决定了人体寄生虫学依然是一门重要的医学基础课程，是基础医学与临床医学、预防医学之间一条重要的纽带。近年来，计算机、多媒体和网络技术日益发展成熟，教育正在实现信息化和现代化，网络化教学已成为现代教育技术发展的热点。网络化教学是指利用计算机网络技术与多媒体技术，在网络环境下开展教学的方式。这种教学方式强调资源共享、信息交互和及时反馈，强调教与学的效率，有利于教学相长，有利于学生创造力和主动性的培养。本文将阐述如何利用网络的特点和优势，有效提升人体寄生虫学的教学效果，促进人体寄生虫学的改革和发展。

一、网络化教学在人体寄生虫学教学中的优势

在计算机网络正在渗透至整个教育体系，网络化教学已成为现代信息技术教学主流趋势的今天，其也必然成为人体寄生虫学这门古老而仍然重要的学科未来教育技术的基础。

1. 网络化教学突破了传统教学的时间和空间限制性

互联网使教学资源和相关信息能够快速传输，使传输效率发生根本性变化，达到"万里之遥一瞬间"。网络实现了人体寄生虫学教学资源的共享，使教师的教与学生的学不再局限于一个教室，教师可以异地随时教，学生可以异地随时学。网络化教学可以有效避免人体寄生虫学教学资源的过度紧张以及师生的不良情绪等问题，使教学更加人性化。

2. 高校网络化教学的条件愈加优越

如今，高校网络软件和硬件资源越来越丰富，越来越多的学生拥有自己的计算机，绝大多数学生已具有应用计算机上网的能力并且认识到利用网络获取资源、自主高效学习的重要性。各个高校多媒体网络教室和网络化教学平台的建立，为教师提供教学资源和学生获取教学资源提供了捷径。

3. 网络化教学生动有趣，图文并茂

通过计算机及网络，教师借助图形、声音、动画、影像，营造出一个前所未有的教学场景。生动的视听效果、真实的情景再现，使学生增加了全感官的学习体验。这些图文音像丰富了"寄生虫"的内涵，有效刺激了学生的感官，激发了学生的学习兴趣，使学生对学习内容印象深刻。"寄生虫"不再是某些学生观念中枯燥乏味，甚至可怕、

令人生厌的一门学科，从而提升了教学效果。

4. 网络化教学有利于师生交流互动

交流和互动在教学中的重要性毋庸置疑，传统的"黑板粉笔"灌输式教学方式使教师与学生的课堂和课后交流十分有限。网络使师生之间不仅可以同步互动，更可以实现交流的异步化，并且消除了一些学生的课堂紧张感。学生可以不受时空限制，选择自己合适的时间进行学习，学生之间也可以利用网络技术提供的同步和异步交流工具，更好地协作互助，从而取得良好的学习效果。

二、网络化教学在人体寄生虫学教学中的应用

目前，网络化教学主要有两种形式：同步型和异步型。"同步型"是基于视频会议系统的实时教学方式，教师授课与学生听讲在同一时间而不在同一地点，师生之间可以有一些简单的交互。这种形式需要硬件方面较大的投入，而且受益面仅为有限的定点用户。"异步型"是教师将教学内容存放在网络服务器上供学生学习。教师或学生只要有一台连接校园网的计算机就可以进行教与学，不需要特殊的硬件，所以非常便于实施，人体寄生虫学网络教学系统也可以采用这种方式。

1. 教学资源发布

教师将教学资源，包括教学大纲、理论教材、实验指导、电子教案、课程课件以及各种参考资料上传至服务器，并标明重点内容，供学生在线浏览和下载。这些丰富的教学资源有利于学生做好课前预习和课后复习，学生不仅可以查阅到教师的教学计划和课堂讲稿、弥补课堂上不易记全的内容，更可以拓宽视野、开阔思路，不但掌握人体寄生虫学应知应会的内容，更知晓其与相关学科，如免疫学、病理学、诊断学、影像学、流行病学等之间的联系，为使学生成为医疗、预防及医学检验工作第一线应用型人才打好基础。

2. 在线提问和在线答疑

今天的网络技术、软硬件设施为师生之间提供了方便迅捷、操控简单的在线交流条件，而人体寄生虫学的教学存在着授课时间不足、某些内容晦涩难懂的情况，有限的时间又不允许教师与每位同学进行面对面的课下交流。在网络上，教师可以通知学生课后的在线时间，及时地为同学们解答疑惑，达到事半功倍的教学效果。

3. 布置作业和作业评价

课后作业是教师检测学生学习效果、学生温故知新的有效手段。教师既可以针对学生个人布置作业，也可以以学习小组为单位布置作业。不同的个人和不同的学习小组作业不同，既让每个学生自己动手查找资料，分析、归纳、总结并得出结论，又可以检验学生的团队精神和协同学习能力。教师对作业的完成情况予以评分，给出评语，逐步提高学生的自学能力和团队合作能力。

4. 自我测试

测试考核历来都是实现教学目标、检验教学效果的重要途径，而过多的考试也会使学生生厌。基于每一篇章，如"总论""线虫""吸虫""绦虫""原虫""节肢动物"等建立的习题集既有利于学生的整体记忆与领会，又不会让学生感到考试过于频繁。为

减轻学生的考试压力，平时的自测成绩可不作为期末总成绩参考，仅仅是学生检验自我学习水平、查缺补漏的一个环节。学生只要上网就可以进行自我测试，这样也利于消除学生对期末考试的紧张感和畏惧感。

5. 信息反馈

理想的网络化学习进程是从起点不断向学习目标逼近的一条直线方向，当学生偏离学习目标时，教师应引导并拨正方向，实现有效的学习，即反馈调控。学生在学习过程中会遇到问题和困难，也会对教师的授课及提供的教学资源提出意见和建议。利用网络平台进行及时反馈，不断修正和解决问题，是实现高效率教与学的优良途径。

总之，在人体寄生虫学教学中引入网络化教学所具有的优越性是显而易见的。利用网络教学，可以共享教学资源、激发学生兴趣、增进师生交流、优化教学环境、提高教学质量，促进人体寄生虫学的学科发展和医学生素质的提高。

教学质量精细化管理与医学院校人才培养质量观发展探讨

佘俊萍　王光西　詹柏林　罗屏　陈文碧　毛樱逾　杨兴友

泸州医学院病原生物学教研室（泸州 646000）

"科学管理之父"泰勒最早提出了精细化管理思想。教学质量精细化管理，是我国教育界先驱们在多年的探索中，逐步形成的一种比较适合提高我国教学质量与效率的管理方式。它既不是对企业精细化管理的简单照搬，也不是美国 20 世纪初期出现的学校管理效率化。精细化管理既是一种理念，也是一种文化。教学精细化管理是以最经济的教学方式，获取最大的效益，达到以师生可持续发展为目的的管理方式。

老子曰："天下难事必作于易，天下大事必作于细。"可见精细化自古有之。教育实践的主体是教师，教师既是实践者，也是变革者。医学教师教育精细化管理，应当结合实际、注重细节、立足专业、科学量化，充分发挥一线教师"提高教学质量，加强学术研究，提升教育管理内涵"等的职能作用。那么，如何通过提升教学质量精细化管理，培养出更加优秀、合格的医学人才呢？作为医学教育工作者，本文试就加强医学高校教学质量精细化管理，与各位同仁进行有益探讨。

一、树立和更新教学理念是教学质量精细化管理的鲜明旗帜

随着改革开放的不断深入，世界多元化格局的不断演变，教育理念有了很大的变革，尤其是医学教育改革力度，呈现不断加大的趋势，传统的单纯的"传道授业解惑"教育理念，已不能完全适应社会发展和人才建设需要。与时俱进的教育价值观、人才观和质量效率观，要求我们必须确立教育促进社会发展和人的发展相统一的价值取向，着重培养学生的"三种能力"，即终身学习能力、创造能力、生存发展能力。教学理念潜移默化地指导和影响着整个教学过程的深层观念，是教师组织和实施教学的指南针和方向盘。要真正实施好教学质量精细化管理，首先就要树立和更新教师医学教学理念，围绕知识与技能、过程与方法、情感态度与价值观 3 个方面，制定教学目标和内容，构建课堂教学。基于此，我们认为，当今现代医学教育理念应充分体现在以下 3 个方面。

第一，以人为本，学生是中心，教师是主导。人才培养质量是教育的根本。人本主义教学思想，注重学生的自主性和创造性，强调爱、自我表现、责任心等心理品质和人格特征的培育。教师在教学工作中，要充分肯定学生的尊严和价值，关注学生，爱护学生。人本主义教学思想关注的不仅是教学中认知的发展，更关注教学中学生的情感、兴趣、动机的发展规律。

第二，将自然科学与人文教育相结合，坚持传授知识与德育培养相统一。自然科学的成果，虽然是人类智慧的奇葩，但只有赋予了正确的价值观念，才能更好地为人类服

务；只有融入恰当的人文美德教育，才能培养德才兼备的医学人才。医学教育不是纯粹的知识灌输，更在于涵养个性，追求真理，确立志向，产生信仰，兼具独立精神和合作意识。因此，在医学教育中，必须高度保持人文德育培养与医学救死扶伤精神的一致性，才能培养出真正意义上的合格医学人才。

第三，将教学、临床、科研三位一体相结合，坚持学以致用。在教学中培养学生发现问题、分析问题、解决问题的能力，强调学生在学习过程中的主动性和创造性，凸显医学教育"创新思维、学有所获、注重实践、勇于担当、科学发展"的精细化管理质量观念，提升我校大学生的国际竞争意识及可持续发展空间。

总之，医学教育应不断探索各种教学手段，及时革新教学理念、更新教学内容、打造教学魅力，让学生"坐得住、听得进、学得到、用得上"。"学校无小事，事事皆教育"，医学教育只能在实践中变革，在实践中完善。将精细化管理理念融入医学教育领域、用于学校管理，已是一种必然趋势。

二、实现教与学的和谐共鸣是教学质量精细化管理的重要核心

迈克尔·富兰曾说："教育变革的最终力量来自个人。"依此理解，我们可以从"教育最根本的是教师个人与学生的关系"这一论断中得出"教学、教育的对象都是人"的结论。换言之，教学精细化管理必须基于教学中的现实问题和未来发展的趋势生成梦想。学校的梦想是什么？是质量，是精品，是每个人的个性与潜能都获得充分发展的教育质量；是尊严，是灵魂的打造，是心灵的自慰，是每个人在教育过程中感受到尊严并提供与人心灵互育的教育环境，每个人的充分发展是"以人为本"原则下教育的最终目的。因此，教学质量精细化管理应体现"以发展的眼光善待师生、着眼于师生的未来发展，促进人的可持续发展"的核心价值理念。

在教学工作中，学校要围绕"教与学的和谐发展"的教育思想，无论是管理者、教育者还是学习者，三方都应互相尊重、互相理解，努力营造和谐的氛围，用心创造良性环境。学校应理解、关爱学生，平等地为每位学生提供表现、创造和成功的机会，使每个学生能得到自主、和谐的发展空间。同时，学校也要支持、尊重教师，构建良好的精细化管理模式和激励制度，积极带动教师教学的积极性。在教育过程中营造与人心灵互育的教育环境，科学实现教与学的和谐共鸣、不断提高教学效率，教学技能是其得以实现的基石。

在学校管理中可采取刚性管理和柔性管理结合的方法，给学生创造一种既自由主动又充满压力和挑战的成才环境。对于自觉性和主动性较差的师生，应采取刚性管理为主、柔性管理为辅的模式；相反，对于主动性强、创新性强的学生，就要采取柔性管理为主、刚性管理为辅的模式。在保证不落下一个学生的基础上，创建一个有利于人的可持续发展的教学环境，同时也体现了教育教学的发展趋势，最终实现学生的主动性、创造性和情感性的最大发挥。

因此，教与学的和谐共鸣是教学质量精细化管理的重要核心。

三、打造医学教师的教学魅力是教学质量精细化管理的关键手段

"科学、规范、精细、高效"的教育教学质量是学校的生命线。教学质量的提高，

有赖于教学常规的精细化管理。课堂教学是实现人才培养目标的主要环节，因而也是教学评价的核心。而科学合理的课堂教学评价，既是教师发展的目标导向，也是教师发展的助推器。在课堂教学质量评价体系构建中，运用精细化管理理念，以精心的态度、精细的过程，指导并促进指标体系的自我完善和优化，最终发挥指标体系的最大效能，实现教学精品的产生。

教师的教学魅力是什么？是教师个人素质和对课堂把握、驾驭能力的综合体现。一方面，医学教育相对其他专业更加繁杂、枯燥，因此医学初学者易产生畏难情绪。另一方面，当代大学生通过多元化的学习手段，如网络查询、课件拷贝等，努力寻求着更加符合当代社会潮流的各种信息，这对医学教师的整体教学素质提出了更高的要求。教学中，除了要保证教学信息丰富、及时，还要将教师自身人格魅力融入枯燥的医学世界中，如诙谐而适宜的语言、准确的肢体动作、旁征博引的教学故事、发生在现实世界的医学案例等，利用灵活多样的授课技术帮助学生更好地获取医学知识。因此，教师的教学魅力直接影响着医学教育的效果。"世事洞明皆学问，人情练达即文章"，教师要做好精细化教学，除了需要熟练掌握医学专业知识、具备一定的教学技能，还要走进图书馆，走进互联网，走进历史，走进生活，收集教学资源，认真备课，只有日积月累才能做到随手拈来，才能成为优秀的医学教育的领路人，真正起到"传道、授业、解惑"和"教书育人"的作用。

教学是一门艺术，一门多姿多彩的艺术。顺应时事、把准需求，通过开展各种形式多样、内容丰富的教学培训活动，努力提升教师的教学技能，已成为医学教学质量良性循环、可持续发展的必然选择。例如我校每年的教学技能大赛就是一个很好的提升契机，它是展示教学能力的一个平台，既是对教师基本功的检测，也是对其教学水平的有效交流和促进；同时也能让教师认识到自身专业素质的有限性，在今后的学习和工作中，不断提高自己的业务水平和素质修养，与时俱进，开拓创新，不断提高教学技能。

四、建立专业网络教学质量管理与考评体系是教学质量精细化管理的有力保障

教育教学评价是贯穿课程改革、素质教育全过程的重要内容。利用先进的评价分析方法，通过对教师教学质量和学生学习质量的精确评价，从不同的角度分析和反馈教育教学质量情况，是引导教师改进教学方法、提高学生学习成效的重要手段。例如利用信息技术优势，采用教学测量学、教学统计学及目标分类法原理，实现对基础数据的深度挖掘；横向比较、纵向跟踪教学质量，实现对教学质量及时有效的监测、诊断和反馈；定期通过对学生的成绩和教师教学质量进行科学的调查问卷，量化分析，精确反馈学生学业质量进步状况，分析学生过去、现在的学习质量状况，可进行知识点分析和学生认知水平分析；采用先进的网络平台优势，让学生随时了解其在年级、班级中的学习状况，学期个人成绩的质量分析和质量跟踪，随时获得有效的质量反馈信息；让教师随时发现自己所教班级在整个年级中的实际状态，从多角度、多方位对整体班级的实力状况进行综合的教学质量分析，及时了解和分析自己班级在整个学业阶段的教学质量进步状态；通过对知识点的分析，随时了解教学目标的达成度；让教育行政管理人员跟踪教师

的教学质量进步状况，进行试卷分析，教学网络意见反馈，随时发现教师在教学过程中存在的问题，有效监测教师的教学质量，精确分析教学质量进步况状，及时进行教学反思和教学评价 。

"泰山不让土壤，故能成其大；河海不择细流，故能就其深。"所以，大礼不辞小让，细节决定成败。在精细化教学管理中，"精心"是态度，"精细"是过程，"精品"是结果。事实是，教学质量精细化管理虽已渐渐走出盲目、粗放，在探索精细化教学管理的过程中不断变得更理性、更规范，但精细化管理如何和新课改更好地结合、精细化管理中刚与柔度的把握、新课程下的课堂教学实效性的探索及校本教研活动实效性等问题，仍然困惑着我们。我们深知今后的路还很长，离以人为本的精细化教学管理境界还有很长的路要走，但我们会不断努力前行。相信通过全体教师的共同努力，我国的医学教学管理会再上新的台阶。

在人体寄生虫学教学中应用 PBL 的总结和思考

周莎　季旻珺　苏川

南京医科大学病原生物学系（南京210029）

PBL（Problem-Based Learning）翻译为"以问题为基础的学习"，是 1969 年由美国神经学教授 Borrows 教授在加拿大 McMaster 大学医学院根据建构主义理论首创的一种教学方法。PBL 教学一改传统枯燥的"填鸭式"学习，是一种"以问题为基础"，强调"以学生为中心，教师为引导"的小组讨论式学习。目前，PBL 教学已被欧洲和北美洲等多数国家的医学院校采用，成为国际上最流行的教学方法之一。我国医学院校自引入 PBL 教学，已有近二十年。近几年来，PBL 教学得到了较为广泛的开展。

人体寄生虫学是医学专业的基础课程，虽属基础医学范畴，但其中的章节无不体现了其在预防医学和临床医学应用中的重要性。它是基础医学与预防医学、临床医学之间的桥梁课程和应用课程，其教学目的是培养学生预防、诊断、治疗各种寄生虫病的能力。这种应用性很强的课程教学，早已在单纯依赖"以授课为基础的学习"的教学模式中受到了种种束缚，显然已不能满足培养学生综合能力的要求。如今国内已有不少医学院校开展人体寄生虫学 PBL 教学，"前人栽树，后人乘凉"，这就可以给未开展或开展但收效不佳的医学院校提供了一定的优势，因为他们可以借鉴前人们多年来积累的经验和教训，扬长避短，从而可以少走弯路、少摸黑路，在短时间内使人体寄生虫学 PBL 教学的效果最大化。本文中笔者通过查阅相关文献，分析了中国医科大学等 22 所高等医学院校在开展人体寄生虫学 PBL 教学中的实践经验和体会，从而作了如下几方面的总结和思考。

一、人体寄生虫学 PBL 教学的明显优势

22 所学校一致认为，人体寄生虫学 PBL 教学与传统的以授课为基础（Lecture-based Learning，LBL）的教学方法相比，有着不可替代的优势。PBL 教学一改"填鸭式"的教学模式，而是在教师的指导下，以教师提出的实际寄生虫病案例为基础进行讨论式学习。这使教学从以教师讲授为中心转移到以学生为主体，鼓励学生在学习中自主研究、分析、解决问题。

对于学生而言，首先这激发了他们的学习兴趣，提高了学习动力，调动了学习积极性和主动性；其次，在课前准备和课程实践过程中，提高了学生口头表达能力，增强了团队协作意识；最后，整个过程切实培养了学生自主和终身学习能力、运用知识独立分析解决问题能力、创新实践能力，也塑造了探索未知、追求真理的精神。

对于教师而言，通过对教学问题的设计，使其对专业知识的了解更加深入、透彻，

进一步拓展了临床知识应用能力，提高了自身业务素质，同时也拉近了与学生的距离，增进了与学生的交流和师生情谊，可以及时了解学生的情况，及时发现问题，从而因材施教。

美国哈佛大学校长 Tostenson 教授说过："PBL 是一种有效果的和高效率的教学方法。"在人体寄生虫学教学中开展 PBL，把课程学习与寄生虫病案例挂钩，使学习者投入问题中，强调把学习置身于复杂的、有意义的问题情境中，既重视理论教学，又重视能力和创造性培养，最终有效地提高了教学质量和效果。

二、开展人体寄生虫学 PBL 教学的关键三要素

笔者通过比较、分析 22 所高等医学院校实施人体寄生虫学 PBL 教学的具体实践经验，总结了最为公认的开展人体寄生虫学 PBL 教学的 3 个要素。

第一，问题设计（病例选择）是 PBL 教学的核心和首要因素。问题设计的理念、实施方式及判定标准一直为诸多学者所关注，选择病例的质量直接关系到人体寄生虫学 PBL 教学的成败。PBL 病例应该具备如下特点：首先，要具备客观真实性和科学合理性，不可有任何虚假成分，否则将来可能会造成严重后果。真实的病例，才不会误导学生，对其临床实践才具有良性指导意义。中国医科大学建议真实的病例可以来源于学校附院临床病历或现症病人（可以开展现场 PBL 课），以及各种多媒体教学资料。其次，问题的设计要具有一定复杂性、关联性、综合性，尽可能涉及多学科、多知识点。例如，疟疾为什么会使病人发生贫血，这就是一个有多方面原因的问题，涉及寄生虫本身、免疫系统、造血系统等多方面因素。此外，病例选择和问题设计还应具备启发性、新颖性、趣味性，从而调动学生的学习主动性和兴趣。

第二，所分析的 22 所学校一致认为 PBL 教学对教师提出了巨大的新挑战。传统教学中"一根粉笔写到老，一本教案用到老"已完全不能适应新时代教学的要求。人体寄生虫学 PBL 教学要求教师从根本上转变观念，教学不再是一味地、一成不变地给学生讲解每个寄生虫的形态、生活史、致病、诊断、流行和防治或者重复看一些老掉牙的标本。教师应该努力改进教学方法，由"教"转变为"导"。首先，教人体寄生虫学的教师除了应具备丰富的专业知识，还应广泛涉猎病理学、免疫学、传染病学及临床诊断学的基础知识；其次，人体寄生虫学亦是一门科学，新知识、新技术在不停涌现，这就要求教师不断阅读科学文献来了解本学科的最新知识和动态；最后，教师还要具备一定的社会科学知识以及课堂统筹调控的能力。总而言之，人体寄生虫学 PBL 教学要求教师需要投入更多的身心和精力，才能真正达到 PBL 教学的目的。

第三，强大的资源平台和配套的硬件设施是顺利实施人体寄生虫学 PBL 教学的重要保障。为保证教学效果，首先，学生在做 PBL 课的准备工作时，需查阅和参考大量的文献资料，因此学校图书馆资料应十分充足。其次，随着信息资源的网络化，海量信息可以很容易从网络获取，因此学校应保证网络设备的齐全和通畅性。最后，PBL 教学是以讨论为主的课堂教学，学校应配置 PBL 教学专用教室，这样更有利于 PBL 教学的开展。

三、人体寄生虫学 PBL 教学实施过程中出现的主要问题和思考

经总结分析，虽发现人体寄生虫学 PBL 教学具有超越传统 LBL 教学的众多优势，但是也发现以下一些在实施过程中共同存在的问题，各院校可以引以为鉴。

第一，师资力量不足。主要有以下两个原因：①PBL 教学特点是分组讨论式，且每组成员不宜过多，加之每组学生选择病例不同，即使是同一种寄生虫感染，不同病例也会有不同的表现特点，因此每个病例的 PBL 教学方案和实施不尽相同，这就需要更多的教师来完成；②PBL 教学本身对教师提出了高要求，因此不是所有教师都能胜任此教学模式，特别是日益壮大的青年教师队伍普遍缺乏教学经验和临床经验，各自对案例的理解都或多或少地存在一定问题，仅有少数有较强业务水平和综合能力的高年资教师可胜任。对于以上问题，学校在开展 PBL 教学前，应高度重视建立专门的 PBL 教学教师队伍，加大力度开展专门的素质培训，同时激励教师从根本上转变传统教学观念，适应角色转换，主动学习并投入更多的时间和精力去准备，要与高年资教师多多探讨、集体备课，从而确保教学质量。

第二，学生配合的持久性不理想。中国的学生大多自幼接受传统教学模式，非常习惯于"你讲我听，你教我学"，重视"学会"，轻视"会学"，不爱思考和提问。大多学生可能开始对 PBL 教学还有新鲜感和趣味感，但是长期下去，加之每次课前都要花大量时间去准备，就会产生疲惫心理，甚至会有抵触情绪产生，导致 PBL 教学收效甚至不如 LBL 教学。面对这种情况，应注意如下几点：①学校改革教学，推广 PBL 教学，首先应该循序渐进。我们现在并不能完全摒弃传统 LBL 教学方法。LBL 教学虽有很多弊端，但是其具有授课信息多、系统性强、成本低等优点。基于我国教育资源还相对匮乏的现状，LBL 教学在今后较长一段时间内仍是我国医学教学的主要模式。有学校建议应控制 PBL 教学课时数占总课程的 5%～10% 为佳；并要与 LBL 教学很好地结合，不同的教学方法各有优势，教学实践中要学会融会贯通，取长补短。若一味开展 PBL 教学过于频繁，难免适得其反。②教师应多鼓励学生参与，合理运用 PBL 教学法，并完善 PBL 教学效果的考核方法，从而引导学生建立和提高自主学习的兴趣和动力，达到 PBL 教学的最终目的。

第三，各学校 PBL 教学水平和实施成效参差不齐。很难说有少数医学院校在不具备充分的条件下实施教学改革、开展 PBL 教学不是流于形式、追逐潮流，这必定会使 PBL 教学的效果大打折扣。在目前国内教学改革的形势下，各院校要时刻不忘教学改革目的，使学生能更好地、更全面地掌握知识，学会学习，全面提高综合素质；一定要避免为了改革而改革，避免让努力变成徒劳。因此，充分的准备工作是达到合格的 PBL 教学水平、改革有实效的关键所在。

第四，PBL 教学模式和考核标准不统一。PBL 教学对于我国而言，是与传统教学完全不一样的外来物，对此我们没有任何经验，完全处于摸索阶段。我们的现状是：没有合适的教材，缺乏切实可行的教学思路和考核标准。比如，人体寄生虫学 PBL 教学开展的对象主要是哪些学生，何时开展合适；人体寄生虫学这门学科哪些章节最适合 PBL 教学，哪些章节还是应该依赖于 LBL 教学；等等。这一切尚待进一步的研究以寻求普

遍适用的标准。在这种情况下，各院校更要发挥集体的智慧和力量，千万不能关起门来改革，各做各的。各院校应主动与有经验且实施效果较好的院校多交流学习，这才是实行 PBL 教学改革的捷径。

　　总的来说，根据这 22 所高等医学院校在人体寄生虫学教学实践中开展 PBL 教学的体会，虽存在一些问题，但是成效也是卓越的。PBL 教学在我国作为一个相对新生的事物，它的发展还需要一个较长的曲折前进过程。如何循序渐进地将 PBL 教学法融合于传统教学法、更好地应用到人体寄生虫学的教学实践中，大家都面临着前所未有的压力。这就需要各学校结合各自的实际情况，多与兄弟院校交流学习，取长补短；然后不断实践、不断总结经验，并进行深入探索。总之，学无定法，教亦无定法，最重要的是因材施教、因地制宜。最后希望本文能对即将开展或正在开展人体寄生虫学 PBL 教学的院校有绵薄之力。

浅谈人体寄生虫学教学中的几点尝试和体会

陈达丽　陈建平

四川大学华西基础医学与法医学院寄生虫学教研室（成都 610041）

对于学生来讲，真正扎实掌握人体寄生虫学这门课程的知识是非常困难的。在教学中，我们也深感教学时间不足，再加上学生自身要学习的专业课和公选课比较多，要参与的社团活动比较多，我们也一直在思索如何在短时间内充分调动学生的学习积极性来提高人体寄生虫学的教学质量。在人体寄生虫学教学过程中，我们在传授基础知识的同时，也要关注学生的思想动态，使他们真正地主动学习、快乐学习。通过近五年来对各专业学生的教学尝试，笔者总结了以下几点体会，与大家分享和探讨。

一、提升教学的易懂性

人体寄生虫学涉及多种寄生虫，书上虽然有模式图，教学课件上也有标本图片，但是学生理解起来还是有一定的困难。因而，在教学的过程中，笔者尝试先讲述一遍形态特征，然后在黑板上画简图，边画边讲述其形态特征，并对简图进行基本形态结构的标注，再带着学生一起去看课件上的照片，并将照片与简图比较起来讲述，做到从抽象到具体再到抽象。在学生跟着画简图的过程中，手、眼、脑同时协调起来，形成比较深刻的记忆。在讲述形态结构比较复杂的寄生虫时，笔者尝试用同一种颜色的粉笔和用不同颜色的粉笔来画简图，显然后一种方法学生理解起来更为容易。所以，在教学过程中，一定要注意学生听课的效率。

二、提升教学的趣味性

传统的人体寄生虫学教学内容多，知识点杂，要识记的内容很多。学生的学习压力大，容易滋生厌学、苦学的不良情绪，这对于学生的成长和教师的教学都是很不利的。因而，如何提高授课的趣味性就是我们一直在思考和探索的。那么这些复杂的知识点能不能以一种有趣的形式传递给学生呢？在讲两种钩虫的形态比较的时候，笔者给学生画了一连串的图，并且通过一些线索和大家熟知的常识将两种钩虫的形态特征完全串起来，笔者发现这样做效果不错。在一阵阵的笑声中，学生跟着笔者画完了一连串的简图，也学完了一连串的形态差异比较。连续五年的尝试，该方法一直都得到学生的认可。在讲两种微丝蚴的形态比较的时候，笔者给学生讲了一个根据聊斋故事改编的小故事，先埋下伏笔，然后带着学生一起在黑板上画了一连串的简图，将两种微丝蚴的形态特征穿插其中，使学生通过小故事来记忆两种微丝蚴的形态差异。再如牛带绦虫与猪带绦虫的形态比较，也是通过一连串的简图将两者的区别清楚地传授给学生。

三、提升教学的前沿性

客观地讲，人体寄生虫学是一门很难讲的学科。因为人体寄生虫学的很多知识点并没有完全搞清楚，在讲述的时候，常常让学生搞不清楚为什么会这样。随着科学研究的不断进步，教科书上的一些内容已经显得落后，并且有些知识点被科研验证是错的，但是由于种种原因还没有来得及更改。在教学的过程中，教师应该时常关注前沿的研究结果，及时更新自己的教学内容，避免反复讲述相同的错误内容。将最新的研究结果加入自己的教学中，也使学生在学习基础课程的同时，可以接触到一些前沿的研究结果，使他们知道书上哪些内容是需要更改的，在今后遇到相应的内容的时候，不会因为所用的教科书内容的陈旧而不知所以。在教学的过程中，穿插相应的科研内容，能够引起学生的学习兴趣，这一直得到他们的欢迎。

四、提升教学的实用性

人体寄生虫学实际是一门与临床结合比较紧密的学科。医学生在学习这门课的时候，往往意识不到这门课的重要性，并且一些不良的传言也使学生对这门课的学习积极性始终不高（有人认为寄生虫病现在很少了，没有必要再开设这门课了）。但是，稍微有点常识的人就不会发出这样的言论。随着生活条件的改善，一些寄生虫病的发病率是有所下降，但相应的另一些寄生虫病的发病率正在不断上升。寄生虫病发病率减少并不等于没有。所以，这门课的开设仍然是必要的。如何提高教学的实用性？我们在讲述寄生虫的相关知识点的同时，也会穿插一些临床病例，详细讲述患者的发病、就诊、误诊、确诊、治疗、治疗结果，加深学生对这种寄生虫病的认识，提高对人体寄生虫学的学习兴趣。通过这几年的教学，我们体会到，学生对于实际发生的临床病例有很高的兴趣。所以，我们也时常收集新近发生的一些寄生虫病病例。同时，我们也会将在实际工作中接触到的病例讲给学生，让他们体会到人体寄生虫学并不只是一门课，还是我们在实际工作中会真实用到的，是可以帮助一些因为被误诊和漏诊而饱受寄生虫病痛苦折磨的病人的。

五、提升教学的感染性

人体寄生虫学是一门医学基础专业课，在讲述的过程中，教师的情绪会影响学生的学习兴趣。教师如果只是平淡如水地讲述知识点，学生可能会因为要应付考试而勉强坚持听课，但是容易厌学。如何让学生也受到教师专业素养的感染？笔者认为可以从几个方面入手。第一，声音的抑扬顿挫。声音的起伏可以用来强调要讲述的知识点的难度，也可以用来提醒学生哪些地方要注意，还可以避免同一音频易引起的困倦。第二，表情的多样性。人长时间看同一种刻板的表情都会疲倦。所以，在教学的过程中，适当地眉飞色舞，可以使学生受到教师激情的感染。第三，身体语言。适当的身体语言可以加深学生的学习印象。

六、增加教学形式的多样性

传统的教学过程中，更多的是学生听教师讲。通过不同方式的提问，教师可以了解学生已掌握知识的情况，可以对学生进行考核，还可以让学生体会人体寄生虫学的一些基本方法和原理，便于他们理解知识点、记忆知识点和掌握知识点。教师可以在课堂上提一些问题，让学生课后查资料寻找答案，下节课来讨论，也可以在上课时提问上一堂课的教学内容，督促学生课后复习。同时，教师也可以给学生一些问题，组织学生进行小组讨论。

七、用心教学

作为专业课的授课教师，除了要传授专业课的知识点之外，还应关心学生的思想动态，这是非常重要的。教师对待学生要有耐心、有爱心、有信心、有恒心，让学生们真正体会到教师是关心他们的，是爱护他们的。这一点说起来容易，做起来却很困难，可能会耗费大量的时间，并且是没有办法被考核和被承认的。但是，教师所担负的责任原本就不单单只是传授知识这一项。教师不但要"教书"，更要"育人"。在课堂上，我们要尽可能地关注每一位学生的反应，他听懂了吗？他没在听，那他在干吗？他为什么不听？课间或课后要询问他是否遇到什么困难了。对于少数民族学生，更应该多一些关心和爱护，多给予帮助和鼓励。对于听课有困难的学生，应该适时给予辅导，帮助他们渡过难关。对于情绪波动比较大的学生，应该及时与其辅导员联系，及时交换意见，即使处理。借用美国加州洛杉矶一家著名医院的经营理念——"如果躺在病床上的是你的亲人，你希望别人怎样对待你的亲人，你就该怎样对待你的病人"。如果你希望别的教师怎样对待你的孩子，你就该怎样对待你的学生。用心教学会耗费我们大量的时间和精力，但是，只要我们真心付出，我们的学生会体会到我们的"心"，会懂得要好好学习，而不是应付式地喊喊"努力学习"这类口号。

总之，对待教学工作，教师要尽可能提高教学的易懂性、趣味性、前沿性、实用性、多样性、感染性，更重要的是要用心教学，这样才能提高基础医学课程的教学质量。

案例教学法在人体寄生虫学实验教学中的几点体会①

焦玉萌 夏惠 王雪梅 孙新

蚌埠医学院病原生物学教研室（蚌埠 230030）

当前，寄生虫病仍在严重危害人类的健康和影响社会、经济的发展。就全球而言，寄生虫病在很多国家和地区仍未得到有效控制。目前，寄生虫病在我国一些地区流行仍较为严重，因此需要提高医学生对寄生虫病的认识。人体寄生虫学正是以寄生虫学为学科研究对象的一门基础医学课程，主要研究寄生虫病的发生、发展和流行规律，从而为控制和消灭寄生虫病提供科学理论依据。人体寄生虫学是紧密联系基础医学与临床、预防和检验医学的学科。通过教学实践，可使学生更好地掌握人体寄生虫学的基本理论、基本知识和基本技能，从而达到提高寄生虫病诊治能力的目的。

在传统教学中，老师的"教"与学生的"学"是相辅相成的，教师教的内容是否全面、透彻，学生学得是否认真、刻苦，是衡量教与学成功与否的一个重要标志。传统教学因此方法特性造成学生学习的主动性得不到较好的体现，从而延缓了从知识到能力的转化过程。案例教学法较好地解决了这个问题。

案例教学法作为一种全新的教学模式，是在结合 PBL 教育理念，以提升医学生临床思维能力为出发点发展起来的行之有效的教学模式。PBL 教学法是以问题为导向的教学方法。PBL 强调学生的主动性学习，注重培养学生结合问题学习思考的能力，通过学习者的自主探究和合作来解决问题，是以学生为中心的教育方式，能够较好地提高学生解决问题和自主学习的能力。案例教学以案例为基础，教学形式灵活，学生为主体，教师为引导，注重培养学生的创新思维和分析解决问题的能力，能够满足现代医学素质教育的要求。因此，我们有针对性地将一些经典的或与日常生活联系紧密的寄生虫案例结合专业特点以 PBL 的教学模式引入临床医学、检验医学和预防医学等专业的实验教学中，提高了学生学习的积极性和学习能力，取得了较好的教学效果。下面就近年来 PBL 教学实践谈几点体会。

一、案例教学要求授课老师具有更高的知识素养与教学技巧

案例教学作为一种开放式的教学模式，在最大限度开发学生自主学习能力的同时，也将教师置入一个未知的学习环境，教师要能够及时正确地解答学生提出的关于相关学习内容的问题，这对教师自身的素质和教学技巧提出了更高的要求。首先，教师要对本专业、本课程内容熟练掌握。教师只有在吃透教材、精通专业的基础上，才能做到举一

---

① 基金项目：安徽省高等学校省级教学研究项目（项目编号：20100594）。

反三，触类旁通，才能对学生在教学过程中可能提到的各方面疑问有正确、合理的解答。其次，教师要扎实掌握相关学科知识，并具备提出问题与解决问题的能力、灵活运用知识的能力。学生在自主学习、探究的过程中，会研究相关内容的各方面知识，甚至对相关专业的前沿研究也会有所涉猎，这就要求教师时时关注本专业的发展方向和最新研究成果，及时更新知识，这是一个以教促学的过程，对于教师的自我学习提出了更高的要求。最后，教师要具备较好的教学技巧，能够调动学生的积极性，寓教于乐，控制课堂节奏等技巧。案例教学法与传统教学最大的不同在于学生的自主学习成为主流，在这个过程中，如何把学生的学习重点引导到相应知识点上来，让学生在枯燥的专业知识学习中体会到学习的乐趣，就需要教师不断地学习、实践、总结，提高自己的教学技巧。

二、教学病例的编写需要紧扣大纲、做到知识点的全覆盖

案例教学是结合 PBL 教学方法的一种教学模式，因此，教学病例的编写就成为教学成功与否的关键。首先，要结合真实性编写教学病例。现实教学中，教学病例的设置主要考虑 3 个方面：一是与日常生活联系紧密的，如食源性寄生虫病：2006 年北京生吃福寿螺事件 23 人得广州管圆线虫病，2009 年云南兰坪群体暴发旋毛虫病等；二是目前仍具备较大危害的寄生虫病，如血吸虫病、疟疾等；三是新生及再现寄生虫病，如蜱传疾病，机会致病性原虫病等。通过这些实实在在的病例，加深学生对于寄生虫病危害程度的认识，提高学习的紧迫感和自觉性。其次，要结合教学目的编写教学病例。不同的教学章节有不同的学习目的，不同源种寄生虫有不同特性，在病例设置中，要把教学病例的编写与教学内容、相关知识点、重难点内容紧密结合起来，通过相关病例的研讨，使学生更好地理解掌握相应内容。最后，要结合拓展学生学习能力提出问题。PBL教学作为一种旨在提高学生能力的教学模式，在编写教学病例时就要着重落实这一原则。因而，问题情景必须是结构不优的、能够自由探索的，这样才能让学生在思考中学习，在学习中解决问题。

三、案例教学需要授课教师具备对教学过程的整体掌控能力

任何一种教学方法，其最终目的是让学生掌握相关知识点，并转化为相应业务能力。案例教学法因其形式的不同，可先天性地加快知识转化为能力的过程，但也因其形式的不同，决定了教学目的的实现程度取决于教学过程的掌控程度。过程把握得当，就能较好地实现教学目的；反之，则容易造成放羊式教学，教学目的得不到较好体现。首先，自学总结阶段，教师应列出学习目录，提示学习重点。案例教学法在具体实施过程中主要是讨论课前将病例及问题发给学生，让学生查阅资料，预习相关的知识点，自学总结，准备小组讨论提纲。在此阶段，教师要有针对性地明确教学任务，明确教学重点和知识点，让学生在解决相关教学病例中有明确的学习方向，做到有的放矢。其次，小组讨论阶段，教师应及时关注进程，引导学习方向。小组讨论阶段，围绕病例所提出的问题，首先由组长作中心发言，然后由其他同学进行补充或修正，过程重在激发和支持学生的高水平思维，鼓励争论以及让学生对学习内容和过程进行反思。在此阶段，教师

要注重观察、发现学生讨论的内容及方向，适时鼓励学生往正确方向上探讨，及时纠正讨论中出现的偏差，使教学过程紧紧围绕教学内容进行。最后，总结归纳阶段，教师应点出重点难点，提高学生自学能力。教师应系统阐述教学病例设置的想法及解决问题，肯定学生在教学过程中做出的思考、探索，对教学过程中出现的问题进行剖析，引导并提出相应的解决建议。通过讲评，使学生进一步理解相关教学内容，总结经验，吸取教训，进一步巩固教学效果。

案例教学法是传统理论教学与临床思维能力培养相结合的一种教学模式，这种方法大大提高了学生学习的主动性和学习兴趣，对更好地开展教学起到了良好的促进作用。也对学生更好地掌握相关知识起到相应的巩固作用。教师在授课过程中，更要注重提高自身综合素质，增强对案例教学的实验教学中的整体驾驭能力，有意识有重点地引导学生学习相关内容。应案例教学法在人体寄生虫学实验教学中的应用取得了较好的成效，将案例教学完全融入教学中，不断提高教学质量和学生分析问题、解决问题的能力。

留学生人体寄生虫学实验教学体会

刘森[1,2]　沈际佳[1]　沈继龙[1]

1. 安徽医科大学人体寄生虫学教研室（合肥 230032）
2. 安徽医科大学病原免疫实验中心（合肥 230032）

随着中国教育水平的提升，越来越多的外国留学生来我国学习，2008 年共有 28651 名医学专业留学生来华学习，占来华留学总人数的 12.82%，现在学医的留学生呈逐年上升的趋势，留学生的教学质量需要得到充分的重视。2011 年，安徽医科大学人体寄生虫学教研室和病原免疫中心实验室顺利完成对留学生的人体寄生虫学实验教学并取得良好的教学效果，得到留学生的较高评价，现对留学生一年实验教学体会总结如下。

一、精心备课，提高教师和教辅自身英语水平

我校招收的留学生来自南非、津巴布韦、加纳、印度、巴基斯坦等一些国家，英语是他们的官方语言，英语水平普遍较高，但由于发音受不同方言的影响，又与我们所说的英语有着相当的差距。对于学校部分教师来讲，长期接受的应试英语的教育，没有留学背景，除阅读之外，英语的"听、说"能力较弱，不能灵活充分地与学生交流，从而将自己的知识传授给学生。针对这种情况，我们采取了以下几种方法提高英语教学质量。①在教学过程中，除教师之外，中心负责寄生虫学实验教学的教辅也须全程参与，因而我们要求所有教师和教辅加强听力和口语练习；②教师和教辅每周须旁听资深教授给留学生所上的理论课，固定参加寄生虫学教研室针对留学生教学的集体备课，掌握教学所需要的核心词汇，提高专业英语水平；③在每次实验课之前，上课教师认真制作好英文多媒体教案，进行试讲，本专业资深教授给出意见和建议，并加以改进。这样，在留学生实验过程中，教师和教辅均可以与留学生进行较好的交流，为顺利完成实验教学奠定良好的基础。

二、改革教学内容，适当增加学时数

为了把留学生培养成高素质的临床医生，我们的实验教学除了对人体寄生虫的形态结构进行实验观察及简单的实验操作外，还增加了常见及致病性强的寄生虫病的动物模型制备及观察，如血吸虫尾蚴感染兔的实验，让学生观察动物的临床表现，到一定时间可以解剖兔子，进行肝脏、肠等组织器官的观察，这样可以更好地理解血吸虫病的临床表现和致病机制，提高留学生的独立观察问题与动手能力。

由于留学生受教育背景不同，有部分留学生基础知识较差，对此，我们重新编排了部分授课内容，重点讲授留学生所在国家流行的寄生虫病，使教学内容通俗易懂，更加

贴近留学生当地的国情，更容易被留学生接受和理解。

教材是教学活动的重要组成部分，也是教学质量的保障手段之一。寄生虫病与气候、地理、饮食习惯等密切相关，南非、津巴布韦、加纳、印度、巴基斯坦等国家是寄生虫病高流行国家，如恶性疟原虫、锥虫、曼氏血吸虫、黑热病原虫等寄生虫病在这些国家有比较高的流行，因此，我们根据留学生所在国家寄生虫病的流行情况，经中心和教研室教师共同讨论，根据国内统招五年制教学大纲，参考 Judith S. Heelan 主编的 *Essential of Human Parasitology* 和汪世平主编的《医学微生物与寄生虫学》教材，重新编排部分内容，改变授课的重点，在教学内容中删减了他们国家和地区较少发生的寄生虫病，增加这些国家和地区流行较严重的寄生虫病的授课内容。为了让学生学习到更多更有用的知识，适应本国寄生虫病的防治的需要，我们适当增加了学时数，尤其是实验学时数。

三、改革教学方法，调动学生学习热情

留学生不仅在语言上存在差异，而且在受教育背景、文化背景及传统思维观念等多方面都具有特殊性，在教学过程中不喜欢被动地听，而更喜欢参与到教学全过程中。所以，在实验教学过程中，我们主要采用 PBL（problem-based learning）教学法，这样会调动学生探索未知事物的热情，主动成为学习的主体，通过师生讨论，使学生有机会将所学理论知识应用于分析和解决问题的实际中，使填鸭式教学转变为启发式、自主性学习，达到能力培养之目的。比如在讲血吸虫形态时，可以自己通过显微镜观察血吸虫形态与其他吸虫形态的异同点，让学生带着问题和老师一起寻找答案，学生就很容易掌握该知识点。同时，在做寄生虫病动物模型实验时，可以让学生分析致病机制和临床表现之间的联系，并通过动物模型进行验证，这样可以提高学生基础理论与临床相结合的实际应用能力。

四、认真准备和购置标本

早在留学生开始实验教学之前，我们实验中心的老师就把所有标本全部换成中英文对照的标签，并认真核对，以防错漏；根据授课内容，我们尽力提前购置和准备我们本来没有的标本，如克氏锥虫、曼氏血吸虫虫卵、成虫等。为了更好地提高教学效果，我们还安排出差老师从国外引进一些寄生虫标本，如曼氏血吸虫的中间宿主双脐螺标本就是采用这种方式。

五、开放性实验激发兴趣

在整个教学过程中，除了注重学生在课堂教学中的参与活动外，病原免疫中心实验室根据自身现有实验教学条件，在非正常的教学时间，开展了一些开放性实验，如让学生自带粪便，用直接涂片法和饱和盐水漂浮法等查虫卵；当发现可疑寄生虫卵时，让所有学生进行鉴别并讨论；当上到医学节肢动物时，让学生自查蠕形螨。这样可使他们认识到在我们身边随处可见寄生虫的存在，这样可引起留学生对人体寄生虫学的兴趣和重视。

　　在下一年我们将继续革新实验教学，除了使学生掌握人体寄生虫学实验的基本方法与基本操作技术，还要在学生对基本理论知识的理解与认识的基础上，培养学生的动手操作、独立观察和思考、分析问题和解决实际问题的能力，激发学生的创新精神和能力。在实验课教学中计划增加综合性、设计性、研究创新性等"三性"实验内容，增加活体实验和动手操作性实验教学内容。在综合性实验设计上，我们准备以临床感染性疾病的动物模型的制备、临床症状和体征的观察、实验室和病理学诊断、临床治疗为主线，将寄生虫学、免疫学、微生物学、病理学实验融合为一门综合性实验课程，其特点是强调以解决临床问题为核心，使学生将理论课所学的相互独立的各学科知识在实验课中彼此相互衔接、渗透、有机融合，并通过实验得到验证。例如，让学生制备弓形虫的感染小鼠模型，观察临床表现发生、发展及重要器官的病理学表现，并让学生用病原学和免疫学的方法进行诊断，在确诊后可采用适当的药物进行治疗，这样可以使学生有效地掌握寄生虫病所涉及的各个相关知识点。

The Neglected Tropical Diseases in China: Perspectives for Control and Therapy

Hong-Juan Peng (彭鸿娟)

Department of Pathogen Biology, School of Public Health and Tropical Medicine, Southern Medical University, 1023 South Shatai Rd., Guangzhou, Guangdong, P. R. China. 510515

Abstract: The neglected tropical diseases (NTDs) are a group of 17 major common chronic infections caused by parasites and bacteria, including Buruli Ulcer, Chagas disease (American trypanosomiasis), Cysticercosis, Dengue/Severe dengue, Dracunculiasis (guinea-worm disease), Echinococcosis, Fascioliasis, Human African trypanosomiasis, Leishmaniasis, Leprosy, Lymphatic filariasis, Onchocerciasis, Rabies, Schistosomiasis, Soil transmitted helminthiasis (ascariasis, hookworminfection, and trichuriasis), Trachoma, Yaws. Podoconiosis, Snakebite, and Strongyloidiasis are included in other neglected conditions. NTDs led to long term disability and poverty in the world's poorest people, the poverty is resulted from disfigurementor, other sequelae of long-term illness, impaired childhood growth and development, adverse outcomes of pregnancy, and reduced productive capacity. All NTDs flourish in rural areas and in some poor urban settings of low-income countries in sub-Saharan Africa, Asia, and Latin America, thrive best in tropical areas and threaten the estimated 2.7 billion people who live on less than $2 per day. Most NTDs are ancient diseases that have plagued humanity for centuries. They share the common features as follows: 1. A proxy for poverty and disavantage; 2. Affect populations with low visibility and little political voice; 3. Do not spread widely; 4. Cause stigma and discrimination, especially of girls and women; 4. Have an important impact on morbidity and mortality; 5. Are relatively neglected by research; 6. Can be controlled, prevented and possibly eliminated using effective and feasiblesolutions. The major NTDs epidemic in China includes Dengue, Rabies, Trachoma, Leprosy, Lishmaniasis, Cysticercosis, Dracunculiasis, Echinococcosis, Schistosomiasis, Fascioliasis, Buruli Ulcer, Soil transmitted helminthiasis (ascariasis, hookworm infection, and trichuriasis), Strongyloidiasis. In this review, NTDs epidemic profile and disease burden in China are introduced, including infection rate, distribution, controlling and therapy methods of these NTDs.

四、第十三次教学研讨会报告论文或摘要

建设中国人体寄生虫病防治理论与实践课程的思考

吴忠道　孙希　吴瑜　吕志跃

中山大学中山医学院寄生虫学教研室（广州 510080）

党的十九大报告指出，要"培养担当民族复兴大任的时代新人"。担当民族复兴大任的时代新人，首先必须认同和践行社会主义核心价值观，必须坚定"四个自信"（道路自信、理论自信、制度自信和文化自信）。

高校"四个自信"教育教学关乎学生成长成才，也关乎社会稳定和中国特色社会主义事业的未来发展。加强大学生"四个自信"教育，关键在于深解"四个自信"的传统文化渊源，明晰"四个自信"的历史基础和现实依据，直面影响学生"四个自信"的现实社会问题，立足于思想政治理论课这个教育教学主阵地，不断拓展教育载体与平台，丰富创新教学方法与教育形式，推进"四个自信"真正入脑入心。提升大学生"四个自信"，改变社会主义建设者的精神面貌，是一项复杂而艰巨的任务。在新时代，加强高校思想理论课"四个自信"教育研究，需要在教学实践、教学理念和教学机制3个层次上，实现应有的政治功能和育人功能。

高校思想政治课程是帮助高校学生树立正确人生观和提高政治觉悟的必修课，是培养大学生爱国主义、民族自信的必要途径，也是培养社会主义建设者和接班人的首要内容。在新时代，如何将我国独特的历史、文化和国情纳入思政课程体系中，实现爱国主义、文化品格教育相融合，强化文化自信教育，已成为高校思政课程面临的一项重大课题。

寄生虫病是严重危害人类健康的重要公共卫生问题。自新中国成立以来，党和政府历来重视对寄生虫病的防治工作，始终将血吸虫病、疟疾、包虫病等重要寄生虫病列入我国经济社会发展规划。在各级政府的组织领导和广大人民群众的大力积极参与下，我国的寄生虫病防治工作取得了举世瞩目的成就。丝虫病、疟疾、血吸虫病、内脏利什曼病和钩虫病等一些曾严重危害疫区群众身体健康的寄生虫病得到了有效控制，并于2008年向世界宣布消除丝虫病，成为全球首个消除该病的国家。进入21世纪以来，我国政府在"十一五"期间相继出台了多项寄生虫病防治的中长期规划，并在"十二五"期间加速推进了血吸虫病、疟疾、包虫病等重点寄生虫病的防控工作，"十三五"时期还提出在2020年消灭疟疾、2030年消灭血吸虫病的宏伟目标。中国寄生虫病防治取得的巨大成就，是中国人民在中国共产党领导下坚定走中国特色社会主义道路所取得的伟大成就之一，为我们坚定"四个自信"提供了坚实的实践基础。

为此，笔者提出在高等医学院校开设《中国人体寄生虫病防治理论与实践》课程

的倡议和建议，并呼吁全国医学院校同仁积极响应和参与，为将该课程建设成为具有中国特色，有效融入"四个自信"，提升学生教育效果的思政"金课"，发挥人体寄生虫学和寄生虫病学学科在高校立德树人中的特殊作用而积极探索。

"一带一路"背景下境外输入性与少见寄生虫病病例分析[①]

王中全　崔晶　姜鹏　张玺　刘若丹　龙绍蓉

郑州大学医学院寄生虫学教研室（郑州 450052）

随着经济与旅游业的发展、国际贸易的全球化、科技文化的交流及中国援助非洲项目的开展，在"一带一路"背景下我国将有越来越多的技术和劳务人员及公民在"一带一路"国家与非洲国家工作或旅游。目前，寄生虫病（如疟疾、非洲血吸虫病、罗阿丝虫病与盘尾丝虫病、利什曼病、非洲锥虫病等）在非洲、东南亚及中东等国家和地区仍然流行，我国境外输入性寄生虫病有增多的趋势。由于我国的临床医生对境外输入性寄生虫病的临床表现多不熟悉，输入性寄生虫病常被漏诊与误诊。然而，国内的医学寄生虫学教材与教学内容中，对于国内没有而在国外严重流行的寄生虫病则较少涉及。因此，本文对近年来我室诊断的境外输入性与少见寄生虫病的临床表现、病史、实验室检查（重点是病原学与血清学检查）、诊断、治疗、流行与防治进行了总结与分析。这些境外输入性与少见寄生虫病包括肝毛细线虫病、颚口线虫病、非洲血吸虫病（埃及血吸虫病与曼氏血吸虫病）、裂头蚴病、脑部弓形虫病与脑囊虫病、复孔绦虫病、四棱线虫病等。建议在今后的寄生虫学教学中增加输入性寄生虫病的教学内容、国家疾病预防控制中心寄生虫病预防控制所等相关机构举办"寄生虫虫种鉴定学习班"等，以适应我国寄生虫病流行的趋势，满足当前及今后寄生虫病防治的需求。

---

① 本研究获河南省教学改革研究与实践重点项目（No. 2017SJGLX009）及郑州大学重点教学改革项目（No. 2017005）资助。

医学寄生虫种质资源库的构建与虚拟仿真实验课程的建设[①]

吕志跃[1,2,3] 吴忠道[1,2,3] 李美玉[1,2,3] 吴瑜[1,2,3] 余新炳[1,2,3] 李学荣[1,2,3]

陈剑煌[1,2,3] 郑小英[1,2,3] 吕芳丽[1,2,3] 何蔼[1,2,3] 黄艳[1,2,3] 孙希[1,2,3] 梁炽[1,2,3]

胡旭初[1,2,3] 徐劲[1,2,3] 郑焕钦[1,2,3]

1. 中山大学中山医学院寄生虫学教研室（广州 510080）；
2. 中山大学"热带病防治研究"教育部重点预实验（广州 510080）；
3. 广东省媒介生物防控工程技术研究中心（广州 510080）

实验课程是人体寄生虫学教学的重要组成部分，也是理论课程的必要补充。但传统实验教学存在以下不足：①往往只能观察寄生虫或其宿主器官组织的外部形态，而无法呈现寄生虫入侵移行及其感染致病的真实情景；②实验过程中不仅操作者容易被感染，而且在非流行区院校进行动物感染实验存在寄生虫病传播扩散的潜在风险；③教师人数不够，实验课时少，实验标本奇缺、实验内容单薄等瓶颈；④受实验准备耗时长、需要大量人力物力、实验动物与空间等限制。虚拟仿真实验教学模式将有效弥补以上不足，为学生提供随时随地开放性学习与训练。

为深入推进信息技术与人体寄生虫学实验教学的深度融合，不断加强人体寄生虫学实验教学优质资源建设、应用与共享，打造实验"金课"，中山大学中山医学院启动了人体寄生虫学虚拟仿真实验教学项目的建设。本项目将为医学生提供寄生虫学实验虚拟现实场景，让学生在仿真情景中学习人体寄生虫学专业知识和实验操作技能。通过模拟训练和问答考核，帮助学生复习与深入理解寄生虫感染阶段、致病机理、病原学诊断等理论知识，同时培养良好的实验习惯和基本的科学素养。结合传统教学内容与现代先进沉浸式技术，充分激发医学生的学习兴趣，实现教学模式的多元化，并依托互联网达到优质实验教学资源的全球共享。

同时，虚拟仿真实验教学是利用虚拟现实技术，高度还原寄生虫实物标本与实际操作，"虚"基于"实"且离不开"实"。因此，我们同时启动了医学寄生虫种质资源库的建设，将来自教研室历史上保存的标本、实验教学中收集的标本、临床病例标本、野外采集标本、境外购买（或交换）标本等数以万计的标本进行鉴定、分类、整理、保存以建立实物库，并采集电子信息，通过数据录入系统、数据更新系统、数据分析系统、数据检索系统、对外共享系统构建医学寄生虫电子库。医学寄生虫种质资源不但是开展寄生虫学和寄生虫病防治研究的物质基础，而且由于其在分类学中的特殊地位，寄

① 本研究受广东省科技计划项目（2019B030316025），科技部重大共享平台项目（TDRC－2017－22）、国家自然科学基金（81572023）、国家重点研发计划项目（2016YFC1202000）以及中山大学实验室开放基金资助。

生虫也是整个生命科学研究中不可或缺的重要生物资源。

　　建设人体寄生虫学虚拟仿真实验教学平台和医学寄生虫种质资源库并实现信息资源共享，将极大地促进寄生虫学学科的发展。

慕课时代下医学寄生虫学混合式教学线下讨论课的评价体系

吴宁　吴婧娇　李雪

清华大学医学院（北京 100084）

随着全球经济的蓬勃发展，寄生虫病发病率大大下降，国内外医学寄生虫学的课程学时逐渐减少。近年来"慕课"作为一种新兴的教学手段，以众多优势冲击传统课堂，但其又有着师生互动较少、学生是否认真学习缺乏监管、学生学习成效难以衡量等缺点。在这样的大背景下，清华大学于 2015 年拍摄医学寄生虫学慕课，并于 2016 年进行混合式教学改革：理论知识及自学内容均通过线上慕课完成，以弥补学时缩减的不足，同时辅以线下讨论课和实验课对重点虫种进行深入学习和讨论，既发挥了慕课的优势、弥补了慕课的缺点，同时又使课程兼具广度和深度。

然而，线下讨论课该如何实施，如何对学生的表现进行评价，并通过评价体系的设立引导学生主动学习，调动学习积极性，提高分析问题、解决问题的能力等，都是较为困难的。经过 4 年的不断摸索，我校总结出在以下 5 个维度对学生的表现进行评价的经验：①学习态度：要求学生课前认真观看慕课相关章节，对病例积极查阅文献资料，拓展内容；②制作学习资料：学生须认真记录笔记、制作 PPT、书写学习目标；③课堂讲授：线下讨论课中，学生应轮流对重点虫种进行知识点梳理，逻辑清晰、条理清楚、声音洪亮，鼓励学生提问其他同学以复习相关知识点；④病例讨论：对他人上传的学习资料认真学习，对病例提出自己的观点，积极参与讨论；⑤组织能力：每组 6～8 名学生，每位学生轮流作为组长分配任务，在课堂上主持讨论，组织同学分析病例，并控制时间和节奏。

经过 4 年的不断改进与实践，医学寄生虫学混合式教学的线下讨论课评价体系获得了学生和专家的认可。问卷调查显示，96% 的学生认为学习主动性大大增加，83% 的学生认为制作教学资料可以更好地促进自己学习，87% 的学生认为自己讲授可以学得更好，87% 的学生认为提高了临床思维能力，61% 的学生通过课程发现自己在组织能力上有提高的空间，未来会积极锻炼领导能力和组织能力。督导专家认为该评价体系的设立使课程取得了较好的教学成效。

综上所述，混合式教学线下讨论课评价体系的 5 个维度可以有效地促进学生主动学习，使混合式教学改革落到实处。

创建具有国际视野的一流人体寄生虫学课程

贾默稚　鱼艳荣　王杰　吴伟　朱永红　黄婕

北京大学基础医学院病原生物学系寄生虫学教研室（北京 100083）

人体寄生虫学是一门重要的基础医学学科，寄生虫病仍是全球范围内需重点解决的公共卫生问题之一。同时，由于对外交流的扩大，人们的饮食结构和生活习惯发生改变，原本罕见、已经控制甚至消灭的寄生虫病又再出现（再现寄生虫病，re-emerging parasitic diseases）；而一些新识别的、未知的寄生虫病（新现寄生虫病，emerging parasitic diseases）开始逐渐进入人们的视野；国际交往的增加导致输入性寄生虫病例增多。这些寄生虫病的诊断与治疗不容忽视，因此如何进行人体寄生虫学课程改革，使其适应时代的发展，是亟待解决的问题。

一、优化课程内容，自学与讲授并进

传统的人体寄生虫学课程有其经典内容，如一些经典消化道线虫。近年来，由于社会的发展、人们生活水平的提高及公共卫生条件的改善，传统肠道线虫的流行率已大大下降。这些寄生虫无论是生活史还是致病机制都相对比较简单，因此可以减少课堂授课，引导学生自学，将课堂授课时间用于"广州管圆线虫"这类近年来发病率呈上升趋势的寄生虫。

二、结合科研发展新动态，提出问题、思考问题

2015 年，屠呦呦获诺贝尔生理学或医学奖，给国人打了一针"强心剂"，也给人体寄生虫学课程提供了生动的实例。结合疟原虫的相关教学内容，学生们了解了基本的抗疟药及其抗药性问题，意识到消除疟疾依然任重道远。

2019 年春节，一则"中国科学家用疟疾治愈病危晚期癌症"的消息刷爆网络，引发全民大讨论，也给课堂带来了很好的实例分析。我室在同年的学科期末考试中将这则"消息"作为问答题出现在试卷上，希望学生们广泛思考，表达观点。无论是否赞同这一做法，对于这道问答题来说都是正确的，关键在于列出科学的、可信的论据。用科学的方法来思考热点问题而非人云亦云，这是我们出题的初衷。

三、充分利用现代化科技，打造具有国际视野的优质课程

（1）建立虚拟仿真实验平台。人体寄生虫学实验课是教学非常重要的一个环节，目前标本紧缺、课堂模式单一，都是需要解决的问题，而将现代化的虚拟仿真技术用于实验课堂将会极大地改变现状。学生们不仅可以看到清晰、完整的标本，还能切实观察

到寄生虫的感染方式、传播途径，对理论内容会有感性的认识，同时又可避免被感染的危险。

（2）加入符合国际交流需求的授课内容。对外交流的扩大使得国际学生不断进入中国的大学，不同国家的留学生对学习内容也会有他们的特别需求。同时，随着"一带一路"倡议的提出及建设推进，从相关沿线国家归国的工作人员携带输入性寄生虫病的病例也日渐增多，如"曼氏血吸虫病""埃及血吸虫病""盘尾丝虫病"及"布氏锥虫病"，这些在我国"只闻其名、不见其形"的著名寄生虫病都已有确诊的输入性病例。此外，我国还增加了对沿线国家的援外医疗服务。这些都迫切需要我们的临床医生、医学生掌握更多世界流行的疾病相关知识。这既是国际学生学习的需求，也是我们培养具有国际视野医学生的基础。

"翻转课堂"在人体寄生虫学实验教学中的探索与应用

冯萌　马淑兰　付永锋　毛佐华　蔡俊龙　程训佳

复旦大学基础医学院（上海 200032）

目的：在人体寄生虫学实验课程中，采用基于微视频的"翻转课堂"教学方法，以期解决传统实验教学模式中存在的问题，夯实理论学习，提高实验诊断和实验技能。

方法：利用互联网完成网上课程平台的建设，将实验课的重要知识点进行整合，制作了标本和技术操作两类共计 24 个微视频，上传至课程平台，作为线上教学内容，供学生课前观看预习。采用多方位的全程学习测评，并结合问卷反馈全面评估课程改革后的教学效果。

结果：经过 3 年的实施和不断完善，在采用基于微视频的"翻转课堂"教学法后，临床医学八年制、临床医学五年制的实验考核成绩明显提高，优于传统教学法。相关性分析显示，实验考核成绩的提升与"微视频"在线观看时长呈正相关。问卷反馈也表明，大部分学生认为线上微视频对线下课堂上的标本学习（90% 的学生）、实践操作（90% 的学生）很有帮助，82.9% 的学生表示喜欢"翻转课堂"的学习方式；对于微视频学习占用业余时间的情况，96% 学生表示可以接受。

结论：基于微视频的"翻转课堂"教学方法有助于学生提升实验学习和提高实践技能，也受到学生的欢迎，取得了一定的成效，但部分学生在"翻转课堂"教学改革后，其理论学习和实践技能与传统教学法无明显区别，也提示我们需要进一步分析原因，完善"翻转课堂"教学改革，惠及更多学生。

人体寄生虫学实验课教学探讨

何金蕾　陈达丽

四川大学华西基础医学与法医学院病原生物学系寄生虫学学科组（成都 610041）

人体寄生虫学是临床医学和预防医学的一门基础课程，也是联系基础医学与临床医学的桥梁课程，它与免疫学、检验学、流行病学和药理学等都有交叉关联。人体寄生虫学实验课是整个课程中一个非常重要的环节，学生通过实验课能认识和学习真正的人体寄生虫标本。本文从新进教师培训、实验课分班教学与考核、标本库建立与维护、未来展望这4个方面探讨学科组近十二年的实验课教学改革。

（1）新进教师必须经过职业技能培训，取得高等学校教师资格证和四川大学教师教学能力培训合格证后才能面向学生授课。授课时新进教师与资深教师搭对子，由资深教师负责指导新进教师备课、中英文试讲和带习，提升新进教师带习的专业技能。此外，积极派遣年轻教师参加国内外的英语教学培训，观摩国内外高校授课，将好的教学方法和教学模式带回来，再运用到本校的教学中。

（2）针对五年制学生、八年制学生和留学生设置不同的教学内容，尤其是在留学生的实验课中加入"一带一路"沿线国家流行的寄生虫病的标本讲授。同一实验班级一般分为2～4个实验组，每组配备一名带习教师，每班由一名资深教师作为首席带习教师，负责解决实验课中遇到的各种问题。授课时先由教师讲解示教标本，然后学生自行观察标本并拍照，同时手绘标本模式图并标注关键性结构，学生必须通过带习教师的标本考核才能离开实验室。实验课的考核方式经历了观察显微镜下标本、识别PPT图片中标本、单机随机标本考试到局域网随机标本考试几个发展阶段。学生和教师普遍更倾向于随机标本考试，其作弊的可能性大大降低，提交试卷后计算机自动生成考试成绩。

（3）寄生虫学的标本容易损耗和老化，目前我们的标本主要是通过科研实验和联系公司购买进行补充。由于卫生条件和医疗水平的提高，有些寄生虫标本已经很难再获得，因此我们正积极构建人体寄生虫学标本的3D图库。这将为学生自主学习提供更好的资源，并且有利于维持标本的多样性。

（4）实验课涉及的动物实验由于经费原因已经取消，现仅提供科研项目涉及的寄生虫的活体标本观察，使学习内容有一定的局限性。我们正积极地向学校申请加大寄生虫学实验课的投入，为学生们开设更好的人体寄生虫学实验课。一门好的人体寄生虫学实验课能够帮助学生夯实医学基础知识，调动学生的学习主动性及自觉性，增强师生教学活动的参与性及互动性，使学生能够加深对人体寄生虫学这门形态课程的理解。

病媒生物检验与检疫学立体化教学资源建设

孙恩涛[1] 杨邦和[1] 陶香林[1] 叶长江[1] 唐小牛[2] 周书林[2] 李朝品[2]

1 皖南医学院检验学院卫生检验与检疫学教研室（芜湖 241002）；

2 皖南医学院基础医学院医学寄生虫学教研室

随着我国对外贸易的迅猛发展，"一带一路"的快速推进，各类媒介生物通过交通工具、集装箱、货物和邮包等进入我国，使虫媒传染病的传播风险增大。病媒生物检验与检疫学是一门实践性极强的形态学学科，如何在有限的时间内让学生尽可能掌握更多的媒介及其携带病原体的特征是病媒生物检验与检疫学教学的难点。随着教育信息化的飞速发展，立体化网络教学资源建设成为学生掌握病媒生物检验与检疫的基本理论、基本知识、基本技能的重要途径和平台，也是目前教育界关注的热点问题之一。

基于能力培养的病媒生物检验检疫学立体化教学资源平台建设基于模块化管理，主要包含以下几个部分：常见病媒生物展室标本库和电子标本库的建设，纸质理论教材和实验教材的编写与使用，教案库、课件库、试题库、文献库和病例库等多种素材类资源库的构建和使用，不同类型的实验和标本制作技术视频教学资料的制备以及多媒体实验教学网络课件。

病媒生物检验与检疫学立体化教学资源为病媒生物检验与检疫学课堂教学和网络课程等提供了优质的资源，减轻了教师备课的负担，提高了教学效果，也为病媒生物检验与检疫学精品课程平台和慕课（MOOC）课程平台的设计与开发打下了坚实基础。

国际视野下人体寄生虫学课程在高校教学中的思考及展望

焦玉萌

蚌埠医学院病原生物学教研室（蚌埠 233030）

人体寄生虫学是一门重要的专业基础课，着重讨论医学教育中感染性疾病的病原学、诊断、治疗及预防。习近平总书记在 2013 年提出"一带一路"倡议，为推进经济发展和全球一体化进程，国际合作项目逐渐开展，但在国外的专业技术人员和劳务工作人员也增加了感染寄生虫病的机会。目前"一带一路"沿线有些国家寄生虫病流行还非常严重，如疟疾、血吸虫病、锥虫病、丝虫病等。因此，人体寄生虫学教学在关注我国寄生虫病疾病谱的同时，也应关注全球生源国感染性疾病谱的变化，并适当增加相关教学内容。目前除了输入性病例的增加，一些新现、再现和食源性寄生虫病也是我国现阶段重要的公共卫生问题。在教学中，可以采用案例法、科研渗透等方法拓宽学生的知识面，提高学生的学习兴趣，进一步提高人体寄生虫学教学质量。

教育部来华留学英语师资培训中心（医学）
第 20 期简报

张显志

天津医科大学基础医学院病原生物学系（天津 300070）

2019 年 5 月 5 日—31 日，教育部来华留学英语师资培训中心（医学）在天津医科大学举办了第 20 期（人体寄生虫学）教学培训班。来自全国 31 所高校的 42 名一线教师参加了培训。教育部来华留学英语师资培训中心（医学）自 2010 年在天津医科大学成立以来，已经为全国 40 余所高校培训了 20 多个学科近千名英语授课教师。本次培训得到了天津医科大学校、院、系各级领导的高度重视。王耀刚副校长亲自协调图书馆、保卫、后勤等多个部门为学员在津的学习和生活提供了充分的保障。国际医学院的韩霏院长、李国霞院长，基础医学院徐哲龙、邓为民、汤华院长等领导多次与病原生物学系人体寄生虫学教学组协调修改日程安排，力求从各个方面做好第 20 期来华留学英语师资培训工作。

在为期 4 周的培训中，培训中心和病原生物学系教学组的老师共安排了 6 个模块 42 场专题培训，包括：①国内外专家讲座；②现场教学观摩与示范课展示；③外教英语培训；④教学、科研、管理方法交流与探讨；⑤学员说课与英语授课展示；⑥临床病例讨论及留学生上讲台等。斯里兰卡科伦坡大学的 Sumadhya Deepika Fernando 教授、印度 Subharti Medical College 的 Nachiketa Asthana 教授、中山大学中山医学院的吴忠道教授以及安徽医科大学的沈继龙教授的精彩讲座为学员们梳理了国内外寄生虫学教学、科研、管理的机遇与挑战。通过培训，学员普遍反映增强了学科自信和使命感，充分认识到在新时代人体寄生虫学的教学和研究工作的重要意义。在国家"一带一路"倡议得以生根开花结果的过程中，"一带一路"沿线的留学生会更多地来到中国学习。因此我们要加强对"一带一路"沿线人体寄生虫病的学习和教学，培养知华、友华、爱华的合格留学生，使"一带一路"沿线的学生回国后在人体寄生虫学的治疗和预防等领域发挥真本领、在实现人类命运共同体的进程中做出寄生虫学人应有的贡献。多年来，天津医科大学国际医学院在对留学生的教学中规范管理，在各学科教师的师资认证、教学大纲、教案书写、课堂纪律、考试阅卷等各方面制定了详细的制度。人体寄生虫学教学组的教师在教学内容和方法上也进行了很多探索与尝试：坚持在实验课绘制标本时现场黑板绘画；尝试多种教学方法在教学过程中的结合运用，力求使抽象的概念形象化，知识的掌握系统化。理论基础与实际应用相结合，激发了留学生的学习兴趣，培养了留学生探究性学习素养，启迪了留学生的创新思想，促进了留学生知识拓展应用能力的提高。通过身践力行，由天津医科大学主编、清华大学出版社出版的临床医学专业留学生系列教材《人体寄生虫学》于 2018 年正式出版。

　　本次培训班不仅是一个学习的平台，更是一个交流的平台、一个友谊的平台。在为期 4 周的学习交流中，学员们充分了解了兄弟院校目前在人体寄生虫学教学、科研、管理的情况。他山之石，可以攻玉，相信学员们在今后的人体寄生虫学教学中一定能取长补短，对整个寄生虫的学科建设起到良好的促进作用。

五、第十四次教学研讨会报告论文或摘要

对人体寄生虫学课程思政建设的思考与实践

吴忠道 吴瑜 孙希

中山大学中山医学院寄生虫学教研室（广州 510080）

课堂教学是课程思政建设的出发点和落脚点，课程思政建设要在课堂教学各个方面、各个环节中落地落实，要将各门课程中蕴含的政治认同、家国情怀、文化素养、宪法法治意识、道德修养等教育元素与课堂教学有机融合，通过教师的言传身教，让学生能够真心感受到、切身体会到。而课程中的"思政元素"的挖掘、加工与利用是建设的关键工作。每一门课程都蕴含着丰富的思政元素，但这些思政资源不是直接显露在课程内容之中，而是蕴含在各个知识点的背后，隐含在科学理论的深处，需要教师有政治站位和自觉性，主动去发掘、加工和利用。

中山大学中山医学院人体寄生虫学教学团队积极参与学校、广东省和教育部的各类课程思政示范项目的申报，并获得多项示范团队和课程建设立项资助。2020 年，人体寄生虫学课程和教学团队同时被确定为广东省本科高校课程思政示范课程和示范团队。2021 年，人体寄生虫学课程和教学团队被确定为国家级课程思政示范课程、课程思政教学名师和团队。本文结合我院人体寄生虫学课程思政建设的实践，以深度挖掘陈心陶精神及其时代意义为工作案例，分享在课程思政中如何有效寻找和利用学科中蕴含的思政元素的经验和做法。

一、开展课程思政的背景

我国有独特的历史、独特的文化、独特的国情，这决定了我国必须走自己的高等教育发展道路，扎实办好中国特色社会主义高校。党的十八大以来，习近平总书记围绕"培养社会主义建设者和接班人"作出一系列重要论述，深刻回答了"培养什么人、怎样培养人、为谁培养人"这一根本性问题。2019 年 3 月 18 日，习近平总书记在学校思想政治理论课教师座谈会上进一步强调，我们党立志于中华民族千秋伟业，必须培养一代又一代拥护中国共产党领导和我国社会主义制度、立志为中国特色社会主义事业和中华民族伟大复兴奋斗终身的有用人才。这为中国特色社会主义高等教育事业的发展指明了方向，为新时代我国高等教育的改革发展提供了根本遵循。因此，"课程思政"建设被提到了极其重要的位置，课程思政影响甚至决定着人的培养问题。我们必须坚持以马克思主义为指导，全面贯彻党的教育方针。要用好课堂教学这个主渠道，各类课程与思想政治理论课同向同行，形成协同效应。教育部为此印发了《高等学校课程思政建设指导纲要》（以下简称《纲要》），并于 2020 年 6 月 8 日组织召开"全面推进高等学校课

程思政建设工作视频会议",对"高校课程思政建设干什么、怎么干、谁来干"进行全面部署,强调课程思政"是人才培养的应有之义,更是人才培养体系中必备内容"。

二、医学课程思政培养"党和人民信赖的好医生"

为中国人民谋幸福是中国共产党的初心和使命,坚持人民至上、生命至上,是中国共产党的内在价值取向,是习近平新时代中国特色社会主义思想的重要组成部分。不断提高医科人才培养质量,努力培养"党和人民信赖的好医生"是党和国家交给我们医学院校的光荣而艰巨的任务。医学课程思政的目的就是要做到以专业知识为基础,与思政课同行,达到协同效应,着力培养德才兼备的高素质医学人才。中山大学医科有着150余年的办学历史,1866年成立的博济医学堂是中国最早从事现代医学教育的机构,我校坚守"医病医身医心,救人救国救世"的医训,始终与党和国家的发展同向同行,为中国医疗卫生事业发展培养了一大批卓越医学人才。中山医学院是中山大学医科的主体学院,在党的领导下,学院全面落实立德树人根本任务,围绕"德才兼备、领袖气质、家国情怀"的人才培养目标,坚持"三基三严"、强化"三早"、引入"四新",扎实推进"五个融合"和课程思政建设,致力于培养德智体美劳全面发展的"基础厚、能力强、后劲足,有情怀"的卓越医学人才,努力建成名医摇篮,为健康中国和构建人类健康命运共同体做出"中山医人"应有的贡献。在抗击新冠肺炎的战斗中,中山医人展示出敢打硬仗、能打硬仗的英勇风貌、职业素养和专业水平。而高质量的医学教育是成就中山医的关键。

三、人体寄生虫学是最具中国特色的课程思政示范课程

人体寄生虫学是重要的医学基础课程,在培养高素质医学人才中具有不可替代的作用。作为从事这门课程教学的教师,我们通过学习领会习近平总书记的讲话精神和教育部的相关文件,深刻认识到开展人体寄生虫学课程思政建设的重要性和必要性。我们在讲授专业内容的同时,结合介绍寄生虫的发现史、防治实例、重要人物等,引导学生去正确认识中国历史(特别是新中国成立70多年的光辉历史),进一步增强民族自豪感和"四个意识"、职业责任心及生态保护意识,培养学生的家国情怀,坚定听党的话,努力做党和人民信赖的好医生的决心,发挥本门课程教学在教书育人中的特色作用。

1. 我国寄生虫病防治的成就

保障人民健康和生命安全是党的初心和使命的具体体现。从新中国成立初期开始,党中央、毛泽东就高度重视寄生虫病的防治,并将其列入社会发展重点规划(如《全国农业发展纲要》,并提出了"一定要消灭血吸虫病"的号召)中,形成了一套极具中国特色的疾病防控治理体系和中国方案及技术。我国先后消灭和控制了黑热病、丝虫病和疟疾,目前正加速控制血吸虫病及包虫病的防治进度,制定了在2030年消灭血吸虫病的目标。寄生虫病防治是中国疾病防治及公共卫生事业最成功的体现和范例,直接体现了在中国共产党领导下,中国人民积极探索社会主义建设和实现国家富强、人民幸福的有效实现途径的伟大社会实践,既体现了社会主义制度的无比优越性和以人民为中心的治国理念,更体现了中国共产党始终践行党的初心和使命。在这一过程中,我们在疾

病防治中也形成了具有中国特色的理论——预防为主、爱国卫生运动，联防联控、以传染源为中心的综合防控等经验和做法（中国经验），实现了党的领导、政府的有效投入与组织、深入防疫现场一线的科研创新，广大群众的参与与支持的有效结合，形成了适应中国国情的疾病防控经验和中国方案，为我们在新的历史条件下，努力实现科技自主自强，解决关键技术的"卡脖子"问题提供了经验。因此，中国实现寄生虫病防治的伟大成就，是我们增强"四个自信"的生动教材。

2. 新时代开设人体寄生虫学课程的必要性

一些过去严重的寄生虫病，如血吸虫病、疟疾、利什曼原虫感染、包虫病、肺吸虫病、肝吸虫病等已经进入消除或控制阶段，但仍然存在境内或境外感染的危险性。寄生虫病可防可治，但感染寄生虫病后，如果没有得到及时诊治，其预后是严重的。许多寄生虫病是人畜共患病或自然疫源性疾病，经过有效防治，其生活史阶段所需的生态环境发生变化，或原疫区居民生产生活方式发生了变化，寄生虫感染的机会减少了，所以病人也少见了。但其自然疫源地仍然存在，一旦进入自然疫源地，人仍然会发生感染。因此，寄生虫病仍然是新时代的常见病、多发病。作为一名合格的医生，必须掌握必备的寄生虫学和寄生虫病知识，以确保感染者能被正确诊断，而不被误诊。

四、陈心陶精神与课程思政元素的挖掘、加工与利用

树一个榜样，立一个标杆，是开展思想政治工作的有效途径之一。我国著名寄生虫学家、中山大学中山医学院陈心陶教授是新中国成立后知识分子适应新社会而取得成功的典型代表，是扎根中国大地、"又红又专"的科学家。陈心陶教授一生致力于研究寄生虫学，他胸怀爱国主义情怀，凭借深厚的学术造诣、宽广的科学视角，创造性地提出了结合我国农村实际，兴修水利、围垦开荒，从根本上改变钉螺滋生环境，进而控制和消灭血吸虫病的办法，把论文写在祖国大地上，为广东省乃至全国血吸虫病防治事业做出了重大贡献，充分彰显了爱国、创新、求实、奉献、协同、育人等新时代科学家精神。深入挖掘和弘扬心陶精神，就是要引导广大师生自觉践行胸怀祖国、服务人民的爱国精神，勇攀高峰、敢为人先的创新精神，追求真理、严谨治学的求实精神，并通过第一课程和第二课程相结合的方式，如参观"陈心陶纪念地"、陈心陶故居和纪念广东消灭血吸虫病的纪念馆"初心堂"等红色基地，命名基础医学强基班为"心陶班"、建立"心陶"书院、出版《百年陈心陶》专著和《人民科学家陈心陶》视频等方法，努力打造"陈心陶精神"这一中山医红色资源品牌，让红色资源"活起来、动起来"。

作为寄生虫病防治的基础性课程，加强人体寄生虫学课程思政建设，是社会主义医学院校扎根中国大地，努力培养党和人民信赖的好医生的必然要求。因此，我们从事寄生虫学教学的教师，应从培养社会主义事业和实现中华民族伟大复兴的接班人、建设者的战略高度，提高对人体寄生虫学课程在高素质医学人才培养中的作用的认识，既要有信心，也要有决心，努力在守正创新上下功夫，将本门课程打造成"金课"、示范课，为实现卓越医学人才培养目标做出"寄生虫学人"积极的和重要的贡献。

一流本科课程建设与应用

——以医学寄生虫学课程为例①

梁韶晖　黄慧聪　谭峰　刘文权　闫宝龙　诸葛青云　刘涵　赵威

温州医科大学基础医学院寄生虫学教研室（温州 325035）

2019 年 10 月，教育部关于一流本科课程建设的实施意见（教高〔2019〕8 号）发布，计划从 2019 年到 2021 年，认定 4000 门左右国家级线上一流课程、4000 门左右国家级线下一流课程、6000 门左右国家级线上线下混合式一流课程、1500 门左右国家虚拟仿真实验教学一流课程、1000 门左右国家级社会实践一流课程，并明确了教学理念先进等 7 项一流课程评审指标。本文以 2020 年获国家级线上一流课程认定的医学寄生虫学课程为例，介绍医学寄生虫学线上线下混合式课程建设与应用。

课程融合"以学为中心"的现代教学理念和信息技术手段，采用随时随地的个性化线上学习，达到掌握医学寄生虫学核心知识的学习目标；再辅以案例引导的线下讨论课和实验课，达到核心知识内化、知识的应用和深度学习的学习目标。课程坚持知识、能力、素质有机融合培养的人才目标；线下讨论课强调基础与临床结合，以临床案例导入的师生、生生互动讨论形式来培养学生解决复杂临床问题的综合能力和高级思维；在线下讨论课中引入"以蚊制蚊""疟原虫治疗肿瘤"等学科研究热点探索讨论题，引导学生进行探究式与个性化学习，培养学生的质疑精神和批判性思维；挖掘课程中蕴含的思政教育资源，在线下讨论课中融入新中国成立 70 年寄生虫病防治巨大成就、屠呦呦与青蒿素等思政教育元素，引导学生去正确认识新中国成立 70 年的光辉历史，发挥课程育人功能。

---

①　基金项目：浙江省高等教育"十三五"第二批教学改革研究项目（jg20190279）。

医学寄生虫学在线评价系统的探索和实践

鱼艳荣

北京大学基础医学院（北京 100191）

考核与评估是教育教学的重要活动之一，对教育目标的实现发挥着指导与促进作用。2020 年伊始，为应对新型冠状病毒肺炎疫情，在线教学成为医学教育的主流教学模式。对于医学寄生虫学这门基础与临床相结合的实践性强的学科来讲，怎样组织在线考核？如何保证考核的公平性和科学性？在线考核能否在知识、技能和行为 3 个层面反映学生的真实学业水平，并促发学生思考，让他们了解未来的学习方向进而提高自身能力？对这些问题的思考和回答促使我们不断研究和改进在线考核的形式和内容。一年多来，在组织在线考核的探索和实践中，我们始终遵循以学生为中心的理念，确立了基础医学阶段扎实基础、注重能力、突出创新、服务临床的教育目标，构建了以能力培养为中心的在线考核评估体系，且学生回校后依然可使用。

结合实验课内容，考试题目多选用临床真实病例作为 A3 型题目和问答题的题干，学生在充分理解所学知识的基础上，能够灵活运用，去分析、判断、解释和指导实际案例中的问题；同时也将一些名词解释的应用与现状联系起来，让学生在实际病例中体会它的含义。此外，我们也设置了一些开放型题目，供学生综合运用所学知识，以考促学，全面提升自身综合能力。

在实施在线考核的过程中，我们也和当初的线上教学一样，经历了从应急之举仓促实施，到渐渐适应并不断改进，最终不断推广的过程。在此和大家一起分享探讨，以期不断完善、共同进步。

虚实混合、学用融合，促进寄生虫病诊防治能力培养

彭鸿娟 吴焜 王春梅 顾金保 郑学礼 刘敏 邹伟浩

南方医科大学公共卫生学院病原生物学系（广州 510515）

医学寄生虫学是医学基础课，其以寄生虫形态、生活史、致病、诊断和防治为教学重点，以培养学生寄生虫学基础知识和"寄生虫病诊防治"能力为根本目标。

针对教学过程中"课程思政教育被弱化、教学体系缺少创新性、理论实践培养相脱节、教学考核方法单一"等问题，我校进行了系列教学改革。基于获评的 9 项国家级和省级精品课程，我校以学生为中心、产出为导向，围绕"课程思政、课程内容、教学方法、考核评估"创新，应用慕课、智慧教学软件和寄生虫学多媒体实验室进行"虚（线上）实（线下）混合、学用融合"的教学，全面培养学生寄生虫学基础知识和寄生虫病诊防治的能力与综合素质，具体做法是制定混合式教学日历：精讲大课（8 学时）、"理论＋实验"翻转课程（10 学时）、线上学习（10 学时）与实验混合式教学（10 学时）、线下机考 2 学时，共 40 学时。

一、理论混合式教学

（1）精讲大课（保证教师言传身教等传统教学的优势）：开展了"浸没式"双语教学和全英教学，适应于寄生虫病诊防治能力培养的 PBL、CBL 教学；同时应用"慕课堂"混合式教学软件进行随堂测验、讨论、形成性评价。

（2）线上学习（保证学生学习的自主性也为学生减负）：学生利用慕课平台的微课、教材等资源，自主学习知识点，完成课堂讨论、单元测验和期末考试，在讨论区参与学生和教师的交流讨论，课程团队在线答疑，督促学生完成线上学习任务。

二、"理论＋实验"翻转课堂（促进"寄生虫病诊防治"思维训练）

将理论知识构建拓展到实践应用训练，开展以训练诊断思维、强化诊断要点为目的"理论＋实验"翻转课堂。具体过程是：课前教师设计病例，准备检查标本、示教标本，设计任务单，在"慕课堂"后台备课。课堂活动包括：①学生在"慕课堂"手机端完成理论测试，教师即时了解学生学习情况，进行知识点的查漏补缺；②学生分组，选择病例并讨论出诊断结果，学生组内分工合作，拍摄镜下及大体的病原学诊断依据（即病原体鉴别特征）上传"慕课堂"讨论区；③每个学生到各组镜下学习不同病例中的标本，学习各组上传的寄生虫图片，并提出问题，由学生/教师解答；④各组向全班汇报病例，各学习小组间互评各组的任务完成情况，学生在"慕课堂"手机端完成标本测试题，教师课前小结。

三、实验混合式教学（巩固知识点加强知识应用）

应用"慕课堂"课堂组织教学，上课前测验，对理论知识查漏补缺；下课前小测，检查学习效果。南方医科大学医学寄生虫学课程已经获得国家级一流在线开放课程、精品资源共享课、精品视频公开课、双语教学示范课、来华留学英语授课品牌课、精品课程、大学素质教育精品通选课、广东省一流线上线下混合式教学课程、研究生示范课程称号。教学团队也获得了广东省教学团队和广东省课程思政示范教学团队等 14 项国家与省级质量工程项目；获得教学、科研成果奖省级 8 项，校级 2 项；个人荣誉省级 5 项，校级 7 项；本科教学改革项目省级 3 项校级 2 项，教学科研奖省级 16 项；主编或参编出版规划教材 11 部；发表教改论文 12 篇；15 次在全国和省级会议、3 次校内培训与交流改革经验。医学寄生虫学的教学效果得到学生高度认可，学生对医学寄生虫学知识的掌握及寄生虫病的诊防治能力大大提升，本课程的混合式教学模式已在校内广泛示范推广。

探索基础与临床融合型 PBL 师资培养新途径

赵亚　沈燕　李英辉

空军军医大学基础医学院微生物与病原生物学教研室（西安 710032）

随着我国医学教育水平的不断提高，国内医学院校的师资队伍建设水平在很多方面都呈现出突飞猛进的态势，但也存在发展不平衡、不充分的矛盾，最突出的矛盾就是基础医学师资队伍越来越呈现"生物学化"现象。难免会形成"越来越多缺乏医学背景的老师教医学生"的现象，对高素质医学人才的培养造成不利影响。为缓解这一日益突出的矛盾，国内越来越多的医学院校开设了长学制基础医学专业，其主要目的之一就是想借此补充基础医学师资队伍，但这并不是彻底解决上述师资培养主要矛盾的最佳途径。因此，如何在现有教学环境条件下构建更为科学合理的基础与临床融合型师资队伍成为亟待解决的关键问题。

2017 年，国务院发布的《关于深化医教协同进一步推进医学教育改革与发展的意见》明确指出，全国医学院校要着力提升医学生解决临床实际问题的能力，积极鼓励探索开展基于问题的小组讨论式教学。基于问题的学习（Problem-based learning，PBL）以学生为主体，模拟临床实践工作中的真实情景，密切结合临床实际问题，将基础医学和临床实践有机融合，重在培养医学生的临床诊疗思维。PBL 教学模式强调以"学生为中心"的教学理念，切实提高了学生的积极性和参与度，成为当前国内主流医学院校认可度最高的新型教学模式之一。

近年来，越来越多的医学院校开始大力推进系统整合教学改革，与基础教学阶段的情况类似，临床教学阶段的理论授课学时数也呈逐年减少趋势，因此导致大学附属医院相当一部分青年医生教学任务严重不足，但他们中的不少人对教学一线工作充满热情，有非常强烈的意愿去承担更多的本科生教学任务。因此，我们在我校八年制各专业已经开展多年的基础医学阶段 PBL 教学模式改革的基础上，有效整合我校现有的基础与临床教师资源，以积极探索基础与临床一体化融合型 PBL 师资培养新途径为突破点和抓手，促进系统整合教学改革大背景下基础与临床教学的实质性融合，从而构建更为科学合理的医学教育师资队伍。

线上授课、线下讨论、辅以实验
——医学寄生虫学混合式教学改革实践

吴宁　吴婧娇　李雪

清华大学医学院（北京 100084）

慕课（MOOC）作为新兴的教学形式，最大限度地汇集了优秀的教学资源，融合了文字、讲解、音频、视频、课件、动画等多重元素，提供了一种全新的知识传播模式和学习方式。然而，慕课也具有师生互动少、学习缺乏有效监管，不利于教学目标的达成等缺点。近年来，翻转课堂或混合式教学模式逐渐走进高校，既保留了慕课教学模式的优点，又弥补了慕课的缺点。清华大学经过 5 年的教学改革实践，形成了线上授课、线下讨论、辅以实验的"以学生为中心"的医学寄生虫学混合式教学模式。

通过慕课线上教学与线下课堂相结合，我们引入 PBL（Problem-based learning）教学模式，注重启发式、案例式教学，教学的重点从知识点的传授转变为知识点的运用，充分调动学生的学习主动性，设计了十大教学环节。①课前准备：介绍混合式教学、PBL 教学理念，以及学生在学习过程中需作出的改变等。②在线慕课学习：每周发布需学习的章节。③完成慕课作业：每周课后有习题，主要考查学生自学的效果。④笔记记录暨优秀笔记评选：每位学生需记笔记，课程结束时进行优秀笔记评选。⑤讨论课前准备：讨论课分小组进行，每组 6～7 人，采取组长负责制（组长轮流担任），分工合作，总结重要知识点，并组织讨论病例及问题。⑥讨论课上课：每组单独上课，有单独的带教教师。讨论课由教师负责记录学生表现并根据评分标准打分。⑦实验课上课：课堂有大体标本观察、显微镜下标本观察、活体标本观察和实验操作 4 个部分。⑧实验报告：对与诊断相关的重要结构进行绘图。⑨期末考试（理论部分）。⑩期末考试（实验及操作部分）。

这种多方位多角度的教与学，极大地提高了学生分析问题与解决问题的能力、口头表达能力、团队合作能力等。92% 的学生认为教学改革非常成功，许多学生表示这是自己上大学以来学得最好的专业课。同时，课程改革也获得了教学督导专家组的认可，取得了良好的教学成效。

新军事医学教育理念下的医学寄生虫学课程改革

刘太平 张健 徐文岳

陆军军医大学基础医学院病原生物学教研室（重庆 400038）

在"为战而教、为战而研"的新军事医学教育理念和"部队满意、世界一流"的大学办学定位的指引下，结合军事环境下寄生虫病疾病谱的特点，精选医学寄生虫学的教学内容和进行课程教学设计改革，成立军事医学寄生虫学。以拟搭建的"军事环境下常见虫媒及虫媒病防控"军事职业化教育慕课和"军事寄生虫学"慕课为平台，以虫媒病和食源性寄生虫病为核心，开展"角色扮演""病例讨论"和"辩论式"线上线下混合式教学，培养学生的科研思维和思辨能力；指导学生参加"人体寄生虫绘画"和"医学美文"等比赛，加深学生对知识点和"寄生虫文化"的理解；以讲述"不为人知的寄生虫那些事"拓展学生的视野。本课程的改革旨在为我军培养政治合格、技术过硬的高素质军事医学人才，更好地为军队卫勤保障服务。

新冠肺炎疫情常态化下医学寄生虫学
线上线下混合式教学的探索与应用①

蒋立平　汪世平　张祖萍　徐绍锐　吴翔

中南大学湘雅医学院医学寄生虫学系（长沙 410013）

2019 年底，我国突发新型冠状病毒引起的肺炎疫情，在新冠肺炎疫情常态化下，笔者教学团队通过中国大学慕课平台（http：//www. icourse163. org/course/CSU －1205923803）对医学寄生虫学进行了线上教学的探索和应用，包括教学准备、教学设计、教学过程、阶段考试、实验教学、案例教学、成绩构成以及笔者的思考和展望。在线上教学取得经验的基础上，结合线下教学的优势，笔者对线上线下混合式教学也进行了有益的探索。线上教学方兴未艾，笔者团队在新冠肺炎疫情常态化下探索的医学寄生虫学线上线下混合式教学可为同行的教学提供参考。

① 基金项目：湖南省普通高等学校省级精品在线开放课程建设"医学寄生虫学"；中南大学本科课程建设"中南金课"——"医学寄生虫学"；中南大学在线开放课程"医学寄生虫学"；中南大学教育教学改革研究项目（2020kcsz096、2020ALK91 和 2021YJSKSB11）。

人体寄生虫学线上线下混合式教学的探索与实践

姜素华[1] 王远志[1] 邢建新[1] 吴忠道[2]

1. 石河子大学医学院病原生物学与免疫学教研室（石河子 832000）
2. 中山大学中山医学院人体寄生虫学教研室（广州 510275）

在医学类专业本科的教学中，依托 THEOL 网络教学综合平台建立的兵团一流的本科人体寄生虫学（ZB14008）课程教学资源，采用"线上线下混合式教学"，探索一条适应"新医科"教学要求的模式。教学实施过程如下：①课前学生"线上"自主学习：借助平台浏览课程信息、课程导学、所预习寄生虫的课前导学、学习任务与目标、重点突破等网络模块，主要通过课件、视频、测试题、课程作业、交流讨论等自学基础内容；分小组讨论病例、阅读文献等；提出不理解的问题。②课中教师优化"线下"教学：A. 重点讲授：重点、难点、学生自主学习中提出的问题，并将人文思政和学科前沿贯穿于教学始终；小组 PPT 汇报病例、文献分析、自学内容；讨论交流互动。B. 灵活运用多元化的课堂教学方法：基于微课的案例式、探索式、趣味性、雨课堂、半翻转课堂（案例点评、研讨辩论、边讲边练）、PBL、Sandwich 教学、自主讲课、基础与临床联合教学等。C. 专业特色教育：对临床医学开展病例专题讨论或案例式教学；对预防医学开展疟疾等突发疫情应急处置及案例分析；对口腔医学重点讲授能引起口腔疾患的寄生虫并抽样调查大学生齿龈内阿米巴的感染率；对医学影像学分小组上网查资料、总结、PPT 汇报各虫影像学诊断方法及鉴别诊断；对医学检验技术着重病原学检查方法、虫种鉴别及其注意事项。D. 随堂测试。③课后学生"线上"自主学习和复习：拓展资源、病例分析、每虫自测、课程思政第二课堂、答疑讨论区发文互动；教师线上引导问答和讨论，辅导答疑，指导学生个性化学习，布置、批阅作业，了解学生学习动态，统计考核测评等，实现师生/生生实时在线互动交流。④以过程性考核为主进行评价：平时成绩（60%），包括"线上"各项自主学习、实验考核和雨课堂阶段测评等；期末考试（40%）题型贴近执业医师考试，并根据反馈逐年改进。结果表明，基于 THEOL 网络教学综合平台的混合式教学方法，可帮助学生充分利用碎片化时间随时随地随需完成线上自主学习和复习。自主学习模式、课堂教学模式和过程性考核模式的多样化，线上线下教学的有效衔接，将知识、能力、素质有机融合，取得了显著的教学效果。

来华留学生人体寄生虫学课程思政教育的思考

龙绍蓉　刘若丹　张玺　姜鹏　高华　张俊荣　崔晶　王中全

郑州大学基础医学院病原生物学系（郑州 450052）

人体寄生虫学是一门医学基础与临床之间的桥梁课程，与其他医学学科一样，留学生人体寄生虫学课程存在思政教育缺失的问题。对留学生的思政教育，重点在宣传中国传统文化及中国防治寄生虫病的经验，增加留学生对中华文化和社会主义核心价值观的认同感，促进中华文化的传播。本文分析了来华留学生人体寄生虫学课程思政教育的必要性和现状，并从教学内容改革和教学方式创新两个方面提出了引入思政教育的两个途径，以期为新形势下留学生人体寄生虫学教学工作提供参考。

中国医学教育题库建设项目
——人体寄生虫学题库建设与应用

孙希萌　程喻力　诸欣平

首都医科大学基础医学院寄生虫学教研室（北京 100069）

国务院办公厅 2017 年印发了《关于深化医教协同　进一步推进医学教育改革与发展的意见》，就推动医学教育改革发展做出了部署。医学教育的改革与发展、加强医学人才培养，是提高医疗卫生服务水平的基础工程，是深化医药卫生体制改革的重要任务，是推进健康中国建设的重要保障。在这个大背景下，为深入推进高等医学教育改革发展，全面提高医学教育教学质量，进一步完善考核评价体系建设，促进考试的规范化、标准化和科学化，人民卫生出版社依托中国医学教育题库院校联盟，联合全国优秀医学教育专家开展中国医学教育题库的建设。人体寄生虫学题库是基础题库 25 个学科之一，由卫健委规划教材《人体寄生虫学》第 8、9 版主编单位首都医科大学牵头，联合南京医科大学、中山大学、华中科技大学、中国医科大学、四川大学、复旦大学、山东大学、西安交通大学、天津医科大学、中南大学 10 家单位，于 2017 年 3 月启动建设。它针对不同测评需求分一类试题和二类试题，一类试题为教务管理部门提供终结性教学评价服务，二类试题为教师提供日常教学中的形成性评价服务。人卫教学助手 App 整合了中国医学教育题库中二类试题及相关测评功能，题型丰富，涵盖知识点全面，帮助教师在教学过程中快速组建作业、开展随堂测验，即时提供测试结果，细致反馈指导教学。中国医学教育题库是集试题管理、智能组卷、考试管理、教学应用、数据分析、评价反馈等多项功能于一体的智能试题库产品。目前，人体寄生虫学题库共有试题 2654 道，其中一类试题有 998 道，二类试题有 1656 道。该题库自 2019 年开始启用，面向对象为 2017 级及以后各年级临床医学（含临床医学相关专业）学生，已在全国开设临床医学专业的 193 所院校中的 66 所院校正式应用（占比 34.2%），剩余的院校一半以上已开通试用。在该平台上，有教师用户 32167 人，学生用户 514656 人。应用该题库，教师可根据学生的测评情况分析学生对相关知识点的掌握情况，及时改进教学方法和教育内容。该题库的使用，不仅可提高该门课程的教学质量，还可提高学生的学习兴趣，实现教学相长。

美国布朗大学病原生物学与免疫学
相关课程的教学分析研究

张戎　周莎　苏川

南京医科大学基础医学院病原生物学系（南京 211166）

病原生物学与免疫学涉及基础医学教育中的三门重要课程：人体寄生虫学、医学微生物学、医学免疫学；该类课程是紧密联系基础医学与临床医学的重要桥梁课程，是医学生学习临床、预防、检验、药学等医学专业知识的重要基础。美国布朗大学（Brown University）是一所世界顶尖的私立研究型大学，也是著名的常春藤联盟校（Ivy League）之一。布朗大学十分重视教师的教学发展，拥有享誉全球的高质量师资队伍，并以学风自由而闻名遐迩。在自由教育理念的影响下，布朗大学的创新式医学教育模式也独具特色。本文从课程整体设置、课程内容及授课模式、教学方法、考核评价方式等方面，较全面地分析和总结了布朗大学病原生物学与免疫学相关课程的教学过程，旨在探讨其教学中的特色及先进之处，从而为国内进一步提高该类课程教学水平及效果提供一定的借鉴。

血吸虫与课程思政的有机融合的教学体会

张静　何永林　涂增　武卫华　邹晓毅　陆和　叶彬　杨春

重庆医科大学基础医学院病原生物学教研室（重庆 400016）

目的：课程思政指以构建全员、全程、全课程育人格局的形式将各类课程与思想政治理论课同向同行，形成协同效应，把"立德树人"作为教育的根本任务的一种综合教育理念。

方法：本文以病原生物学中"血吸虫"这一节教学内容为例，阐述了从课程设计、教学实施过程和教学评价手段，结合"西迁精神""奉献精神""传统文化""社会主义制度优越性"等方面进行教学。通过问卷调查对其教学效果进行调查分析。

结果：90.6%的学生认为在本章节加入的思政内容数量适当，80%以上的学生认为加入的思政内容与本章节教学有比较好的关联性，有80.2%的学生在回答问题"线上学习时，如果思政内容不是学习任务点，你会去打开了解吗？"时表示会打开浏览一下。但在对"在专业教学内容中有必要加入思政内容"这个问题上，仅有55.7%的学生认为有必要；在对问题"你在线上学习思政内容时阅读的方式"的回答中，有54.7%的学生会采用正常速度观看，45.3%的学生一般采用快进的方式观看。

讨论与结论：在学生的概念和认知中，思政内容应该在专门的社科类课程中接触，对"在专业教学内容中加入思政内容"的重要性和必要性理解尚不透彻，但是学生还是对关联本章节的思政内容有兴趣，如果有提示，还是会主动去关注。应防止对思政内容进行简单、枯燥的说教，让思政内容自然、巧妙地融入专业课教学中，以达到既遵循教育规律，又回归育人为本的目标，形成促进学生德智体美全面发展和终身发展的育人制度。

"对分课堂"在人体寄生虫学
小班医学教学中的初探与实践

王婷　关飞　晏汉娇　陆盛军　朱红刚　邓伟文　方正明　雷家慧　李雍龙　刘文琪

华中科技大学同济医学院基础医学院病原生物学系（武汉 430030）

人体寄生虫学作为基础医学的必修课程，与其他医学基础学科相比交叉、跨度较大，与临床医学紧密相连。学生在学习过程中需要具备其他基础学科的专业知识，且学科本身操作性、实践性强，内容上涉及的虫种虫期多、生活史复杂，疾病特征也不明显，因此学生常反映"虽然听得懂，但理不清、记不住"等情况。我们在应用多种教学方法如 PBL、Sandwich 及讨论式教学法后，学生依然反映讨论容易偏离教学内容、抓不住中心；准备时间不够充分，讨论流于形式；容易混淆虫种、虫期、生活史和疾病特征等问题。"对分课堂"是近年来提出的一种新型课堂教学改革模式，其核心理念是分配一半课堂时间给教师讲授，一半给学生讨论，并把讲授和讨论时间错开，让学生在课后有一周时间自主安排学习，进行个性化的内化吸收；对应的考核方法强调过程性评价，并关注不同的学习需求。它结合传统课堂与讨论式教学各自的优势，强调当堂讲授完内容不讨论，而是给予学生足够的时间去内化吸收，下周上课时再针对性地讨论。这一模式在时间上清晰分为 3 个过程，即讲授（Presentation）、内化吸收（Assimilation）和讨论（Discussion），因此也简称为 PAD 课堂。基于"对分课程"的各种优势，本课程在 2018—2020 学年对中西医结合专业（小班教学）采用此法进行教学改革，首先完善人体寄生虫学对分课堂教学方案，利用精品课程网站、MOOC、SPOC、微助教和"我爱寄生虫"微信公众号等共享资源进行云端二次学习，通过课堂教学合并网上作业、课上课下交流讨论、下载学习资源、观看教学视频及分析典型病例等形式，利用课堂中心平台收集数据并进行后台分析，以形成性评价结合期末考试成绩，同时收集学生的反馈综合评价教学效果。结果显示，本课程进行的"对分课堂"教学模式改革，确立了学生在学习中的主体地位，鼓励学生自主学习，激发了他们的学习积极性，无论是主观反馈，还是客观成绩，均较传统教学课堂有显著提升。"对分课堂"在一定程度上提高了老师"教"与学生"学"的能力，可以实现"以学生为中心"的教学水平和教学质量的提升，是一种值得推广的小班医学教学新模式。

人体寄生虫学绘图比赛的实施与思考

秦元华 朱亮

大连医科大学基础医学院寄生虫学教研室（大连 116044）

人体寄生虫学是一门形态学科，作为病原生物学的重要组成部分，是基础医学中的重要课程之一，同时也是联系临床医学与基础医学的重要桥梁课程之一。寄生虫学与临床医学、检验医学、预防医学关系密切。为提升寄生虫学教学质量，调动学生积极性，践行"以学生为中心"的教学理念，大连医科大学寄生虫学教研室连续两年开展寄生虫学绘图比赛。本文结合这两届绘图比赛的整个实施过程及学生反馈调查，分析绘图比赛对课程学习的意义和成效，反思比赛中存在和发现的问题，以期更好地促进寄生虫学实验教学模式的改革与创新；同时，总结的经验可以为其他医学院校同行提供借鉴，共同推动寄生虫学教学工作的深入开展和进步。

中医药防治寄生虫教学的课程思政经验分享

郭英慧[1]　王花欣[1]　刘艳芬[2]

1. 山东中医药大学中医学院（济南 250355）
2. 山东省滕州市人民医院（滕州 277500）

医学寄生虫学课程是建设课程思政体系的良好载体，其运用多媒体信息技术，以学生为中心，注重学生中医药思维与专业知识、课内知识与课外拓展的融合，使教学内容符合中医学专业人才培养目标的要求。

首先，本教学以中医学专业教学为对象，发挥医学寄生虫学课程的特点，教学中运用案例、时事热点等，不断将中医的"大医精诚"精神贯彻教学始终。如将张仲景《伤寒论·自序》中对医务工作者提出的"上以疗君亲之疾，下以救贫贱之厄，中以保身长全，以养其生"的要求与习近平总书记在 2017 年全国卫生与健康大会上提出的"敬佑生命，救死扶伤，甘于奉献，大爱无疆"16 字精神相结合，要求学生始终秉承"大医精诚"的精神，培养学生的人文精神，对生命和他人的尊重，树立正确的职业价值观、态度、行为和伦理观。

其次，中医药是中国古代科学的瑰宝，抗寄生虫中药的广泛使用，体现了中医药凝聚着深邃的哲学智慧和中华民族几千年的健康实践经验。在教学中，我们不断总结课程思政实践成果，把专业知识与思政理论有机结合的典型案例转化为立体化教学，努力将最合适的思政元素以最恰当的方式融入课堂内容中。如教学中重点讲述以屠呦呦研究员为代表的一代代中医人才，辛勤耕耘，屡建功勋，为发展中医药事业、造福人类健康做出了重要贡献。青蒿素的研发等重大成果，不仅是中医药界的骄傲，而且是整个科技界的骄傲，从而使整门课程有温度、有触感、有质量。

最后，在防治新冠疫情中，中医药发挥了重要作用。中医药振兴发展，正迎来天时、地利、人和的大好时机，对广大中医药学子提出殷切希望：不断增强民族自信，深入发掘中医药宝库中的精华，推动中医药走向世界，切实把中医药这一祖先留给我们的宝贵财富继承好、发展好、利用好。在课程教学中，我们通过情景式教学、形成性评价、学习通线上自主学习等多样化教学方式，活跃课堂气氛，不断拓展课程思政建设方法和途径，发挥思政教师的引领作用、专业教师的主导作用、学生本人的主体作用，以润物无声的方式实现课程思政教学目标。

基于学情分析的思维导图绘制在人体寄生虫学线上教学中的应用

魏春燕　王振生　王恒

中国医学科学院基础医学研究所/北京协和医学院基础学院（北京100005）

培养学生的自主学习能力是高校教学改革的核心内容之一。疫情期间，线上教学成为完成师生双方教与学的首选形式，在此条件下，如何保证教学质量并实现培养学生自主学习能力的教学目标是一线教师面临的一大挑战。思维导图通过文字、符号、颜色等要素将内容以一个关键词为中心，根据内容的层次结构向下发出各级分支，其绘制过程可帮助绘制者将模糊凌乱的思维变得清晰有序，已逐渐被应用于各种教学中。本文以北京协和医学院护理学院2020级本科学生作为研究对象，在人体寄生虫学课程开课前通过问卷调查的形式对学生的自主学习情况进行学情调查，在教学过程中引导学生进行思维导图绘制，课程结束后对"引导学生进行思维导图绘制"这一教学法的教学效果进行评价。结果表明，该教学法不仅有利于学生形成完整的知识框架，还有助于学生更清楚地了解自身学习情况，并激发学生的学习热情，从而提高护理本科学生的自主学习能力，值得进一步推广应用。

"一带一路"背景下医学寄生虫学实验课标本
数字化与教学应用探索

罗艺菲　蒋立平　吴翔　黄静　黄帅钦　孟凡明

中南大学基础医学院医学寄生虫学系（长沙 410013）

医学寄生虫学本科生实验课是医学院校临床相关专业教学过程中的重要环节，是学生了解和掌握常见寄生虫形态特征、生活史各阶段变化以及检验方法的重要途径。近年来，随着"一带一路"倡议的深入推进，我国输入性寄生虫病病例有增多趋势，这对医学院校本科生寄生虫学专业素养和诊断能力的培养提出了新的要求。然而，很多医学院校的寄生虫学实验课课时和内容在不断缩减，且普遍存在教学资源陈旧老化、标本破损严重和遗失等问题。如何改革现有教学模式，利用有限的教学资源应对更高的实验课教学要求，成为当前寄生虫专业教学人员亟须思考和解决的问题。本文将围绕医学寄生虫学实验课的数字化改革进行深入探讨，同时对教学实践的应用场景和方法进行设计，以期为医学寄生虫学实验课教学改革提供思路。

医学寄生虫学在线翻转课堂的建立与建设

贾默稚　鱼艳荣　王杰　吴伟　齐永芬　朱永红　黄婕

北京大学基础医学院病原生物学系（北京 100083）

医学寄生虫学课程的终极目标是：医学生通过学习能够理论联系实践、基础联系临床、独立分析实际病例，对患者做出正确诊断并给予科学的防治措施。以往传统的课堂教学贯穿整个教学进程，教师面向学生进行专业讲解，学生的学习以死记硬背为主，理论与实际脱节严重，且学生因个体差异，对教师所传授知识的吸收也不尽相同。教师为帮助学生最大限度地理解课上所讲的内容，通常会布置课堂任务让学生在课外独立完成。事实上，学生完成这些课堂任务的过程最需要教师的直接指导。换言之，传统课堂的学习目标通常比课外作业所需达到的目标认知要求低，与之相反的却是认知要求低的课堂学习有教师直接参与，而认知要求高的课外学习却没有专业指导。翻转课堂可以很好地解决这个矛盾：认知要求较低的学习任务由学生独立在课外以课前准备的方式完成，认知要求较高的任务则转移到课堂内，以便获得教师专业的针对性的辅导和帮助。本文尝试在教学过程中部分采用在线翻转课堂的模式：课前教师提供多媒体学习资料，学生任选时间独立完成学习、凝练科学问题；课堂上在教师指导下以学生为主体进行讨论、分析，解决学习中遇到的难题。这种方式可弥补传统课堂在培养学生创新精神和自主学习能力方面的不足，着重提升学生理论联系实际和分析、解决问题的能力。

互联网的发展拉近了人与人之间的距离，也为传统课堂提供了多种媒介。教学过程中可充分运用多媒体、课程平台、课程群、会议软件等，实现教师指导学生解决疑难问题的教学。尽管教学过程使用现代信息技术，但教学过程的重点不在于技术，而在于如何采用最优途径或方法来教授特别的课题，然后再有针对性地选择相应技术来增强教学效果。

医学院校的教学服务于我国医疗技术的发展，与人民健康息息相关，因此，教学模式必须符合医学生的成长规律。在线翻转课堂通过以学生为主导的灵活学习方式，培养医学生自主学习、独立思考并解决问题的能力，这种模式可作为传统课堂的补充，共同推进医学教学模式的完善。

基于超星学习通的翻转课堂教学设计与实践

——以人体寄生虫学课程为例

高典　朱春潮　石林波　邹节新　张小燕　汪雁南　周宪民　余琼芳

南昌大学基础医学院/南昌大学第二附属医院（南昌 330006）

　　随着现代信息技术的发展以及智能手机的普及，基于移动终端的开放、多元、自主的学习模式在全球逐渐传播开来，并成为教育、教学相关研究的新热点。超星泛雅平台客户端软件学习通包含资料、活动、通知和作业等多个模块，其丰富的功能为移动学习提供了极大的便利。翻转课堂是一种突破了传统教学时空限制的全新教学模式，与超星学习通相结合，能有效提高教学效果、推进教育信息化进程。本文探讨了利用超星学习通平台实施翻转课堂的可行性，并提出了基于学习通平台的地方医学院校人体寄生虫学课程翻转课堂教学模式的实施方案，对学生的学习效果进行分析。结果表明，该教学模式调动了学生学习的主观能动性，提高了学习效果，提升了学生的综合能力。结果提示学习通＋翻转课堂的教学模式作为一种新型、高效的教学手段，在提高教学质量和学生综合素质方面发挥了重要作用。

基于人体寄生虫学 MOOC 线上教学的探索与实践①

丛华　何深一　杨青　周怀瑜

山东大学齐鲁医学院病原生物系（济南 250000）

高等医学教育的发展加快了教学改革的步伐，对高素质医学人才的要求也在不断提高。传统的教学是以老师课堂讲解为主，学生被动获取的知识量有限而抽象，学习起来比较枯燥，不利于培养学生的自主学习和研究性学习的能力。如何改变传统的教学模式，发展线上线下结合、理论实践结合、教学科研结合的教学模式，是人体寄生虫学教学的当务之急。

近年来，我们建设了人体寄生虫学的中文和全英文 MOOC，并在中国大学 MOOC 和校内 SPOC 上在线开课，目前选课人数已达到 3 万人。通过发展在线 MOOC 课程建设，依托在线开放课程优势，实施翻转课堂、混合式教学方法，实现线上与线下教学相结合的教学方式。通过完善课堂教学标准体系，加强教学过程考核，打造智慧课堂。通过价值塑造、能力培养和知识传授为核心的"三位一体"课堂教学模式改革，加强对医学本科生能力的培养，满足创新型人才的需求，是当前高等医学教育改革的重要课题，也是一条培养创新型人才的有效途径。

①　基金项目：基于 Mooc/雨课堂/PBL/文献拓展的混合式教学模式在"感染与免疫"教学中的应用（山东大学校级本科教学改革研究项目 2020Y180）；基于"雨课堂"的混合式教学模式在寄生虫学教学中的应用（山东大学齐鲁医学院本科教学改革与研究项目 qlyxjy - 201903）。

亲密的敌人

——寄生虫学数位教学之推广

辛致炜

成功大学教务处推广教育中心、医学院寄生虫学科（台南 701401）

在台湾地区，包括成功大学，目前已有多所大学（如台大）已经提案"缩短学期"，并建议将大学现行每学期十八周课程缩为十五周，以与国际接轨。自 2020 年开始，成功大学为推动教师与学生进行跨领域合作，由 College X 协同教务处推行试办"15＋3"跨领域课程，并开启教师共备课程，深化跨域合作，借以培养学生解决问题及跨领域实作的习惯。鉴于此项新教学模式的推动与配合，《动物寄生虫与生活》课程于 2016 年被设计成以跨域作为教学模式，课程以线上线下混成课程（on-line merged off-line）模式呈现。为配合"15＋3"教学方案，我们重新将《动物寄生虫与生活》进行再设计与规划，授课方式仍维持双教师共同备课，以 15 周线下实体课程配合 3 周线上开放式教育课程（OCW）进行。为能让学生深化跨域与提高人文素养，期望借由寄生虫学史与资深寄生虫学家的口述研究历程，让学生能够除认识生活中的寄生虫学相关知识外，多一份人文关怀；并借由前人的经验，学习定义问题的方法，进而使学生具有定义问题与解决问题的能力。

BOPPPS 教学模式在医学寄生虫学线上线下混合式教学中的应用

赵威 黄慧聪 闫宝龙 谭峰 梁韶晖

温州医科大学基础医学院寄生虫学教研室（温州 325035）

医学寄生虫学是临床医学专业的一门基础学科。学习本课程旨在引导人们全面了解人体寄生虫病，达到消灭或控制的目的，同时能够防治与疾病相关的医学节肢动物，为人体健康提供保障。温州医科大学医学寄生虫学目前主要采用"以学为中心"的线上线下相结合混合式教学。本文结合温州医科大学医学寄生虫学课程实际，构建了与温州医科大学医学寄生虫学"国家级一流线上课程"相匹配的线下 BOPPPS 教学模式。通过基于 BOPPPS 教学模式的线下课堂教学设计，并组织实施，使学生更加合理、高效地使用线上资源，实现核心知识的内化，达到学以致用的教学目标，有效提升了学生的自主学习能力、创新意识和批判性思维，为我国培养兼具爱国精神、奋斗精神、敬业精神的高素质、高质量的医学人才提供了保障。

Human Parasitology 课程在线考试平台的建立及其在形成性评价中的应用①

闫宝龙　黄慧聪　诸葛青云　赵戍　梁韶晖

温州医科大学基础医学院寄生虫学教研室（温州 325035）

　　随着我国综合国力的提升及"一带一路"倡议的实施，越来越多的留学生来我国进行交流学习，其中临床医学本科留学生（MBBS）为我国医学类来华留学生教育的品牌项目。温州医科大学寄生虫学教研室承担我校 MBBS 留学生的 Human Parasitology 课程的教学任务。为解决来自世界各地留学生因文化背景、知识结构、思维模式差异所带来的问题，目前该课程授课形式已改革为"线上 + 线下"的"混合式教 + 学模式"。我们在现有教学模式下，依托温州医科大学"考易考试平台"建立了在线考试平台及形成性评价体系：建立了 Human Parasitology 课程全英考题题库，题型包括名词解释、单选题、多选题、填空题、简答题、图片辨析题；将题库导入"考易考试平台"，并进行编辑整理；组成试卷并进行管理；进行平台维护及试题更新；进行在线考试、形成性测试、成绩管理。

　　建立 Human Parasitology 在线考试平台无论是在教师减负方面还是在帮助学生自主学习方面均体现出了较大的优势，且该课程形态学为主的特点也通过在线考试平台的图片辨析得以诠释。Human Parasitology 课程的每个章节相对独立，又相互补充，其在线考试平台的建立有利于教师在章节授课后，通过设计针对该章节知识点的在线小测试来帮助学生掌握要点，有效培养了学生自主学习的能力，并帮助教师根据学生的学习情况做出更科学、更方便的形成性评价。

①　基金项目：温州医科大学 2021 年度校级高等教育教学改革项目（JG20212172675）。

对全英教学留学生人体寄生虫学教学的探索

吕芳丽 李学荣 吴瑜 吴忠道

中山大学中山医学院寄生虫学教研室（广州 510080）

中山大学热带病防治研究教育部重点实验室（广州 510080）

2006 年和 2007 年，我院连续招收了两届来华留学生本科临床医学专业（英语授课，又称 MBBS）学生，两届学生分别于 2011 年和 2012 年毕业。在 2012 年斯里兰卡国家医师执业资格考试中，共有 900 人参加考试，146 人通过，通过率仅为 16.2%。从我院毕业的 MBBS 留学生在该项考试中获得好成绩，今年共 8 人参加考试，6 人顺利通过并获得执业医师资格，彰显我校 MBBS 教学水平和办学实力。从 2011 年开始，我院恢复了 MBBS 的招生。MBBS 是一个特殊的群体，他们有自己的语言、文化背景和生活习惯。此外，留学生在基础知识、自学能力及组织纪律性等方面也具有较大的个体差异。因此，留学生教学工作由于学生本身的特点势必造成在授课与讲解方式等方面与国内学生培养方式有显著区别。基于上述特点，我们充分发挥国家级精品课程人体寄生虫学和国家级双语示范课程病原生物学的优势，建立了适应 MBBS 的全英教学课程 *Medical Parasitology*；我们还根据留学生毕业后要回自己的国家通过医师执照考试等实际需要，参照国外相应的教学模式和留学生所在国家和地区寄生虫病流行的特点，制订相应的教学计划，如增加了他们所在国家流行较严重的寄生虫等内容，并在实际教学中探索研讨式和 TBL 教学等教学方式，要求学生们查找资料，写出有关所在国寄生虫病流行现状的综述并进行学术报告。但按照五年制临床医学本科专业的标准出题考试，2006 级 MBBS 同学的人体寄生虫学考试及格率仅为 71.43%（70/98），最高分 87，最低分 35，平均分 65；2007 级 MBBS 同学的及格率为 78.16%（68/87），最高分 84，最低分 31.5，平均分 64.7。因此，有必要继续深化教学改革，不断探索改进 MBBS 人体寄生虫学课程教学效果的有效途径，以保证 MBBS 的教学质量。

六、第十五次教学研讨会报告论文或摘要

全球热带病监控的新视角

周晓农

中国 CDC 寄生虫病预防控制所/国家热带病研究中心（上海 200025）

　　本文从全球热带病防治进展的角度，重审了全球在新冠疫情暴发情况下，开展热带病防治的重要性。从广义上来说，热带病指发生在热带或亚热带地区的常见感染性疾病（也可发生在其他地区）和部分热带地区所特有的非感染性疾病；狭义上则是指发生在热带和亚热带地区的传染病和寄生虫病。由于人口增长、城市化、全球化、环境和气候变化、冲突以及自然和人道主义灾难等相互关联的问题，当前全球热带病处于蓬勃发展状态。而热带病在全球范围内的传播和蔓延，将对全球的经济贸易、粮食安全、人权、贫困、性别不平等、教育以及全球和平与安全等领域产生巨大影响。为此，国际组织努力将热带病防治工作与全健康理念结合起来，应用全健康的策略，以最低成本达到最大的控制效果。全健康理念的终极目标在于通过促进人、动物、植物及其共同环境之间的相互联系来降低疾病负担。全健康理念，既支持针对热带病的防控目标以发挥多部门合作的作用，又能针对潜在条件（包括但不限于顽固性贫困）的方案干预，如城市化和大规模移民、全民医疗资源匮乏，以及地区武装冲突等情况。因此，通过新视角的审视，可以发现在"全健康"跨学科性与整体观的指导下的干预措施，有利于与各利益相关者加强交流合作，进一步研究并确定公共卫生活动的潜在影响因素，为政策的制定和实施提供科学依据，促进人类、动物和环境相关部门间的沟通、合作和协调，从而更好地为错综复杂的全球经济、社会、发展等问题提供解决思路。

关于 One Health 行动计划的建议和译文的商榷

沈继龙　余莉　都建　罗庆礼　储德勇　蔡亦红

病原生物学安徽省重点实验室；人畜共患病安徽高校省级重点实验室；

安徽医科大学病原生物学教研室（合肥 230032）

　　人类智能进化和生产力的提升使得其与原始生态圈逐渐隔离，构建了从茹毛饮血到刀耕火种、从机器轰鸣到"心想事成"的现代文明社会。但是，科技发展到今天，许多经典传染病并未消失，反而新发传染病时有暴发。人们认识到疾病和健康与动物和生态环境密切相关。为此，学者们提出"One Health"的理念，试图从人类—动物—环境的交互作用出发，为战胜人畜共患病等传染病找到一条有效的途径。从生物共进化史的视角来认识，与其说 One Health 的提出是一个创新，不如说是一次"醒悟"。而这一"醒悟"首先是从兽医学界开始的。One Health 的内涵及其计划实施，是通过跨学科、跨领域、多部门的合作。在疾病防控实践中，应充分发挥我国的制度优势，综合大数据统一运筹、顶层设计、统一布局，分点发力，提升群体健康和公共卫生水平。本文就同一健康的设计规划和政策制定，提出应该契合我国大健康促进和整体健康战略，融入构建"人类卫生健康共同体"乃至"人类命运共同体"的理念中。此外，依据达旨式翻译法，One Health 的翻译应该实现跨语言跨文化的互通和理解，因此译为"同一健康"较适宜。"同一"准确地诠释了中国传统文化中"天人合一""万物同一"的"道"的理念，也体现了原文"One"的哲学内涵，更有利于在疾病防治和健康促进的实践中，贯彻具有中国文化特色的思想。

人体疾病生物学虚拟教研室的建设与实践

程训佳

复旦大学基础医学院（上海 200032）

虚拟教研室是信息化时代新型基层教学组织建设的重要探索，更是深入贯彻全国教育大会精神和《中国教育现代化 2035》以立德树人为根本任务，以提高人才培养能力为核心的体现。其引导教师回归教学、热爱教学、研究教学，为高等教育高质量发展提供有力支撑。复旦大学基础医学院联合八所医学院校，就是有着共同的理念，践行"全健康"理念，构建人类卫生健康共同体，辐射优质课程资源，共同发展、共同进步。对标全球各种疾病，融医学人文、生物信息、基础医学、临床实践和流行病学为一体的跨学科、跨地域协作、交流的新策略，是一种以疾病的发现鉴定、致病机制研究、疾病诊断技术研究、流行病学预测预警技术研究为目标的实践性的认知框架。联合不仅可以达到资源共享，还可以通过互相学习和实践共同建设高水平教学团队；运用信息技术实现教学资源的共通和共享；通过互相学习和实践共同打造教师教学发展共同体，提高教师课堂教学"高阶性""挑战性"和"创新性"；建立教师培训体系，探索具有"跨学校、跨区域、跨学科"特点的全国虚拟教研室建设新模式；以期形成师资一流、组成合理、可持续发展的优秀教学团队；通过相互学习，取长补短，共同探索，推动一流本科课程建设，争取成为示范性虚拟教研室，发挥辐射引领作用。

寄生虫学教学中长期被忽视的基础问题

伦照荣

中山大学生命科学学院（广州 510275）

　　人类历史上，寄生虫感染对人类健康影响巨大。人体寄生虫学是一门经典的学科，在医学教学中占有重要的地位。由于科学技术的快速发展和人类对寄生虫控制的努力，人类寄生虫的流行和感染大幅度减少。其中，我国在重要人体寄生虫病例如淋巴丝虫病、疟疾、利什曼虫病和血吸虫病等的防治方面取得了骄人的成绩，成为国际典范。然而，由于大多寄生虫具有复杂的生活史，例如疟原虫和血吸虫等，其中许多关键的环节至今没有阐明。纵观大多数寄生虫学的教学，老师们往往按图教学，没有把存在的问题提出来，以引导学生对这些仍未阐明的问题产生兴趣。当然，更希望以此激励他们有志于日后从事寄生虫的教学和研究。另外，我们的教科书大多缺乏对重要寄生虫学发展历史的介绍，这是一大遗憾。本文将对我们在寄生虫学、传染病与健康的教学过程中遇到的一些问题在会上与与会者同仁共同分享和讨论，希望对提高寄生虫学的教学质量和使学生对寄生虫学产生更浓厚的兴趣有实际的帮助。

人体寄生虫学纵横谈

苏川　周莎　朱继峰　陈晓军

南京医科大学病原生物学系（南京 211166）

人类对寄生虫病和寄生虫的认识、人体寄生虫学学科的形成与发展、相关的教学与研究等，均与当时社会人文、政治、经济、文化、科技等紧密结合，其发展展现了清晰的时间脉络和特色。古代，人类对寄生虫病和寄生虫的认识主要是基于观察、推测基础上的描述。近现代，随着人类对自然的认识的提高和技术的进步，发展到以实验为基础的现代寄生虫学，并逐渐形成了独立的寄生虫学学科。随着生物学、生态学、生物化学等现代学科的不断进步，寄生虫学学科迅速发展，相关的专业人员队伍、教学、研究、寄生虫病防控及临床诊治等都获得了极大的发展。当前，人类社会正以加速度在进步，威胁人类健康的疾病谱也在不断变化；同时，人类对健康的认识、生命科学领域内的各学科、各种先进技术等，都有了迅猛发展，寄生虫学学科的建设、与其相关的教学与研究等，必须与之紧扣，才能拥有坚实的基础并实现可持续发展。

线上线下混合授课在医学寄生虫学上的应用

辛致炜

成功大学医学院医学系寄生虫学科

　　探究式学习（Inquiry-based learning）是必须让学习者亲自参与探索知识的缘由，建构对知识的了解与诠释。探究的过程是为了满足学习者对知识的好奇心，进而主动地搜寻知识与了解知识的过程。以往寄生虫学的上课方式大多是以教师为中心的讲述式教学，学生通常只能是被动式地吸收，能够亲自探究学习的部分往往就只能靠寄生虫学实验课中对于教师所提供的玻片进行观察。在这次新冠疫情的影响下，教师与学生的传统学习模式已被颠覆，取而代之的是数位与线上学习的方法。因此，如何发展适当的探究式学习模式，以学生为中心的主要学习策略便相对重要。教师营造一个教学环境让学生主动进行探究学习是这次疫情带来的巨大改变，教师慢慢从主要讲述者的角色转变成为引导者的角色或是教练的角色。在必要的时候借由数位的策略方法提出问题以及教学主题相关的资讯供学生在线上或线下进行学习。为能让学习者能够深化跨域与人文素养，也利用线上线下混合教学（on-line merged off-line）的学习成效以及寄生虫学史与资深寄生虫学家的口述研究历程，让学习者能够除认识生活周遭的寄生虫学相关知识外，多一些人文关怀，并借由前人的经验，学习定义问题的方法，进而培养学习者定义问题与解决问题的能力。

探索人体寄生虫学学科与课程建设新增长点的思路与实践①

吴忠道 吕志跃 吴瑜 孙希 李学荣 吕芳丽 黄艳 郑小英 张东京

中山大学中山医学院寄生虫学教研室（广州510080）

随着疾病谱的变化，人体寄生虫学学科发展和课程建设遇到了新的挑战。为此，我们通过深入学习领会习近平新时代中国特色社会主义思想，紧紧抓住"立德树人"是高校的根本任务、学科建设是学校发展的生命线这一主线，坚持"四个面向"、服务国家发展战略和提升医学人才培养质量为导向，守正创新，在保持学科特色的基础上，不断提升学科的建设水平和承担国家重大研究项目的能力，积极探索人体寄生虫学的"育人功能"，形成了学科发展和课程建设的新增长点。通过几年的建设，中山大学人体寄生虫学在学科建设方向凝练、人才队伍建设、重大科研项目申报和课程改革与建设等方面取得了较好的成绩，包括现有在岗专任教师10名（5位教授、5位副教授），作为项目负责人先后承担了国家"973"项目、国家重点研发计划生物安全专项等重大重点研发课题，并在 Nature 发表了有关蚊媒防控新技术及应用的高水平论文；建立了高水平的研究平台——热带病防治教育部重点实验室、国家原子能机构核技术（昆虫不育）研发中心、国际原子能机构媒介防控合作中心、广东省媒介生物防控技术工程中心和广东省媒介生物防控国际合作中心等研发平台，并在广东省佛山市三水区南山镇建立了"无蚊小镇"示范基地建设；人体寄生虫学课程被评为国家级线下一流课程和教育部首批国家级课程思政示范课程，组织申报的陈心陶精神教育基地获得首批国家科学家精神教育基地称号。这些成绩的取得为中山大学的高质量人才培养和双一流学科建设做出了本学科的特殊贡献，体现了本学科在学院/学校发展中的价值与作用，为本学科的可持续发展奠定了坚实的基础。

---

① 中山大学本科教学质量与教学改革工程项目（中大教务〔2022〕91号）。

新形势下寄生虫学的学科地位和面临的主要挑战

王勇　邱竞帆　刘新建　张戎

南京医科大学基础医学院病原生物学系/江苏省现代病原生物学

重点实验室（南京 211166）

疟疾消除是我国寄生虫病防治工作中继丝虫病消除后另一个具有里程碑意义的成就；同时，其他重要寄生虫病的防治成果也继续得到巩固。与之相伴随，医学院校寄生虫学科的功能和地位也在悄然发生着变化，其中有些变化或将演变成新的问题和挑战，可概括为以下主要方面：①疾病谱的改变和对热点问题的关注使寄生虫病被"边缘化"；②科研工作重点逐渐脱离寄生虫病防治工作主战场；③不断压缩的课程学时难以满足培养高素质、宽视野的医学生的要求；④师资队伍后备人才缺少系统的寄生虫学和临床医学专业训练。因此，当前形势下，迫切需要对寄生虫学学科的功能和发展前景进行重新审视和定位，在"全健康"理念引导下和"一带一路"倡议促进下，不断加强学科内涵建设，拓展学科外延领域，以助力提升教学、科研水平和保障国民健康，并更好地服务国家发展战略。

科研创新训练融入寄生虫学教学的探索与实践①

吕志跃　吴忠道　胡玥　吴瑜　孙希　李学荣　吕芳丽　黄艳　郑小英　张东京

中山大学中山医学院寄生虫学教研室（广州 510080）

现代医学和社会经济的快速发展对医学人才综合素质（包括科研创新能力）与培养模式提出了更高要求。中山大学中山医学院在基础医学专业、法医学专业、临床检验专业及八年制临床医学专业实施双导师（第二至第三学年的学业导师以及第四至第五学年的科研导师）制已有多年历史。寄生虫学教研室利用华支睾吸虫感染大鼠病理分析、小鼠接种感染伯氏疟原虫等综合性大实验模块，寄生虫组学研究、"虫致病"与"虫治病"学术研讨模块以及血吸虫感染动物虚拟实验教学模块，使学生了解寄生虫学国际前沿技术和国内外科研进展。利用本科生暑期科研项目、国家或广东省大学生创新训练项目、全国基础医学创新研究暨实验设计大赛选拔项目以及大学生毕业设计课题等学生科研平台，鼓励学生早进入导师团队，早进入实验室，早进入科研项目。通过全程"一对一"科研导师指导和系统规范的实验室培训，进行原创性项目选题、创新性实验设计、科学的项目实施和结果分析，以及规范的论文撰写，全方位培养学生的科研素养和创新能力。近年来，寄生虫学教研室老师指导本科生承担各类大学生科研项目45项，以第一或并列第一作者身份发表学术论文近50篇，获得全国基础医学创新研究暨实验设计大赛一等奖4项、二等奖2项；指导的本科生中，92.5%的学生选择继续深造或出国留学，其中1名学生荣获"吴瑞奖学金"。将科研创新训练有机融入寄生虫学教学中，有助于提高学生的自主学习能力、创新思维和科研实践能力，为新医科背景下拔尖创新医学人才培养提供了有益的探索和参考。

---

① 本研究获广东省示范性虚拟仿真实验教学项目、中山大学教学改革项目、中国国家寄生虫资源库项目（NPRC－2019－194－30）以及广东省科技计划项目（2019B030316025）资助。

寄生虫学知识的拓展

——疟疾与新冠肺炎的相互影响[①]

吕芳丽

中山大学中山医学院/医学院寄生虫学教研室（广州 510080/深圳 518107）

据统计，新型冠状病毒肺炎（novel corona virus pneumonia，COVID-19）已传播到所有疟疾流行国家。笔者从以下几个方面对疟疾与 COVID-19 的相互影响进行探讨，旨在拓展疟疾相关前沿知识，扩大医学生的知识面，强化医学生的传染病防控知识。主要内容包括：①COVID-19 疫情对疟疾防控的影响：据世界卫生组织发布的《世界疟疾报告2021》显示，COVID-19 疫情加重了 2020 年的全球疟疾负担，使疟疾诊断率下降了4.3%，导致与 COVID-19 疫情相关的 4.7 万疟疾死亡病例。而缺失编码 HRP2 或 HRP3 抗原基因的恶性疟原虫虫株的出现和流行可对疟疾快速诊断造成影响。②新型冠状病毒（SARS‒CoV‒2）与疟原虫之间的相互影响：疟原虫与 SARS‒CoV‒2 合并感染产生过度的促炎反应，可能导致比其中任何一种病原体单感染更严重的后果。③疟疾对COVID-19 疫情的可能影响：有资料显示，在疟疾流行国家的 COVID-19 发病率和死亡率均较低，疟疾流行与非洲地区 COVID-19 的发病率和死亡率之间的关系值得探讨。

---

① 基金项目：广东省研究生教育创新计划项目（2021SFKC003）、中山大学本科教学质量与教学改革工程项目（中大教务〔2022〕91 号）。

寓全健康理念于血吸虫病防控虚拟仿真项目建设

陈琳　朱继峰　邱竞帆　徐志鹏　张戎　陈璐　季旻珺

南京医科大学基础医学院病原生物学系（南京 211166）

人体寄生虫学的学习与国家传染病的防控实践和医院临床的诊疗实践密切相关，寄生虫病流行现场"查、治、防"的实践训练是提高学生分析问题、解决问题能力的重中之重。我们在寄生虫学教学中秉持全健康理念，把人类健康、动物健康、环境健康作为一个系统和整体，坚持"以学生为本，以能力培养为核心"的主旨，突破寄生虫病流行现场时间、地理位置的限制，基于虚拟仿真技术平台搭建了中文及英文版"公共卫生援外之血吸虫病防控虚拟仿真项目"。该项目依托南京医科大学优质的教学资源和平台支撑，联合江苏省寄生虫病防治研究所，基于血吸虫病流行与防治的理论和操作采用Unity3D游戏引擎完成开发，重现非洲桑给巴尔血吸虫病流行现场场景。对学生查病治病、查螺灭螺、健康宣教等方面的专业能力进行培训和考核，以及训练学生对流行病现场的实践操作、理论应用和处理能力，强化其寄生虫病防治实践思维，帮助学生建立全健康理念。

卫生检验与检疫专业媒介生物学课程的构建

陶志勇　夏惠　方强　常雪莲　崔洁　胡守锋　王小莉　焦玉萌

蚌埠医学院病原生物学教研室（蚌埠 233030）

　　媒介生物在人间传染病、人畜共患病和动植物疫病的发生发展中起到了重要作用。随着国家对传染病预防控制、动植物疫病防治、食品安全和国境检疫的重视，培养具备媒介生物学知识和技能的卫生检验与检疫专业人才成为新时期医学教育的重要任务。为响应这一迫切需求，蚌埠医学院病原生物学教研室在寄生虫学教学基础上，加大教学改革力度，整合教学资源，组建精干教学团队，尝试构建卫检专业媒介生物学课程。团队依据培养方案合理规划，编制了卫检专业媒介生物学教学大纲和教学进度表；结合专业特点拟定授课内容，集体撰写了自编教材；组织集体备课、编写教案、制作幻灯片；挖掘实验教学资源，精心准备实验教学材料。在实施过程中，团队成员认真备课，重视课堂育人，以润物无声的方式将思政元素有机整合到教学内容中去；在实验教学中，以实践需求为导向，模拟应用场景，得到了学生的积极反馈，取得了良好的教学效果。通过本课程的顺利实施，成功地构建了卫检专业媒介生物学课程，为培养具有较强岗位胜任力的卫检人才提供了课程支撑，也可为其他专业提供了有益的教学参考。

基于 OBE 理念的"临床寄生虫学检验"混合式课程设计及实施

彭小红　蒋莉萍　曹得萍　陈根　李大宇　滕萍英

桂林医学院基础医学院人体寄生虫学教研室（桂林 541199）

成果导向教育（Outcome-based education，OBE）强调学生通过课程的教学设计和教学实施过程之后所取得的学习成果。因此，在课程整体设计上首先要明确学生需要取得什么样的学习成果，然后在教学实施中如何有效帮助学生取得成果，最后通过什么样的评价手段来检测学生取得的成果并形成反馈的闭环。我校《临床寄生虫学检验》课程坚持"以学生为中心"，基于 OBE 理念，采用线上线下教学模式不断推进课程教学改革与创新，目前形成了"一主线，三环节，四过程"的教学形式，注重学生高阶能力的培养，使学生成为仁心与医术并重的检验专业人才。课程的教学实施紧紧围绕以培养学生临床寄生虫诊断思维的能力这个主线。通过重构教学内容，构建 SPOC 课程、微信公众号、虚拟仿真项目和网络题库等线上教学资源，完善过程性评价体系，开展理论、实验和社会实践三个环节的任务引导式教学。在教学实施中将线上自学、线下讨论式教学、实验课程教学及社会实践活动四个教学过程相互融合；同时，将思政育人贯穿课程的全过程。通过三个学期的实施，课程获得了学生的一致好评，指导学生组织的寄生虫科普知识宣传活动受到人民网等新闻平台的关注与报道，形成了良好的社会效应。课程获得广西线上线下混合式及虚拟仿真一流本科课程，课程团队获得广西课程思政名师教学团队称号。

华支睾吸虫感染、诊断和综合防治的虚拟仿真实验教学项目建设

宫梓琳 苏菊香 蔡连顺 孙妍 张鹏霞 李春江

佳木斯大学基础医学院寄生虫学教研室（佳木斯 154007）

本实验基于"新医科"的新理念、新方法，适应现代医学寄生虫学课程的发展趋势，满足当今社会对医学人才的需求，通过虚拟仿真技术弥补现有不足，开展实验教学改革。本实验不受时空限制，具有开放性、交互性及先进性。通过虚拟仿真寄生虫感染的"一个平台、四个模块、五个结合"，将专业知识与思政元素有机结合、线上与线下虚实结合、教学与科研结合、基础知识与临床应用结合、主观开放题与客观题结合、基本技能考核与综合能力考核结合，使学生掌握了华支睾吸虫成虫及虫卵的形态特征、生活史全过程、致病机制及临床表现与诊断方法，了解了华支睾吸虫传播规律、流行特征与综合防治原则。实践表明，本实验不仅完善了医学寄生虫学实验教学体系、获得了良好效果，还培养了学生自主学习、科学研究、实践创新、临床思维、综合分析和服务社会的能力。

思政元素融入人体寄生虫学课程教学改革的探究

龙绍蓉　刘若丹　张玺　杨文亮　刘青　崔晶　王中全

郑州大学基础医学院病原生物学系（郑州 450001）

大学阶段是学生三观形成的重要时期。高等教育教学工作一定要全面推进课程思政建设，挖掘课程中的思政元素，将价值塑造与传授知识有机结合起来，落实立德树人的根本任务。本文以人体寄生虫学为例，从思政元素的挖掘和思政教育的实施路径两个方面对人体寄生虫学课程教学改革进行探讨，以期为新时期人体寄生虫学教学工作提供参考。

病原生物学课程思政化的实践与效果评价

马梦禧　王雨航　胡守锋　万晨　杨小迪

蚌埠医学院基础医学院（蚌埠233000）

为增强医学院校思想政治教育的实效性，本团队充分挖掘病原生物学课程的思政元素，将思想政治教育元素融入课程中，并通过 CBL、PBL 及翻转课堂等实践方法探索，潜移默化地对学生的思想意识、行为举止产生影响，最后通过评价其效果，形成反馈的闭环教学改革。本文总结病原生物学课程思政化的实践方法并评价其效果，以期有效地提升高校病原生物学课程教学的实效性、多样性和综合性。

基于 SpringBoot 的病原生物学在线智能化实验考试系统设计

唐媛媛　王晓楠　李京培　李群　王林定

安徽医科大学病原与免疫学实验室（合肥 230032）

实验考试是实验教学过程中不可或缺的一个环节，通过测试既可让学生了解到自身的不足，也可对教师的教学质量进行检测。传统的病原生物学实验考试以实物标本考试为主，存在诸多弊端。针对传统实验考试的缺点和不足，本文介绍了在局域网基础上基于 SpringBoot 的病原生物学在线智能化实验考试系统的设计，力求解决传统的病原生物学实验考试局限于时间、地点、标本以及不同专业学生考试内容相同的不合理性等问题，尤其是改善现阶段新冠疫情期间线下实验考试无法开展的困境。该系统的建设有力地促进了实验教学考核方式的改革，提高了实验教学效果；方法系统采用 B/S 架构设计，界面简洁、操作明了；可实现在线出卷、在线答题、自动阅卷、成绩查询等功能；考试题目按章节分类，题目设置 1～4 级难度系数，教师可根据不同专业学生选择不同难易系数的题目进行实验考试。系统具有手动出卷和自主出卷功能；题型包括传统的识图题，还增设了单选题和多选题，题目内容涵盖实验教学大纲要求掌握的内容，不涉及理论考试的内容；其中，识图题来源于病原生物学实验教学标本，通过对标本数字化制作，再整理出实验考题。系统具有教师端、学生端和管理员端三个用户端，不同用户在任意具备联网条件的 PC 机上通过用户名和密码登录运行。教师端具有出卷、试卷管理、成绩管理、题库管理及学生管理五个功能区；学生端具有考试和查看错题本两个功能区；管理员端具有系统的管理、维护功能。系统部署在局域网环境下，可实现同一班级不同学生在同一时间、不同地点以及不同专业学生同步参加实验考试的需求。考试系统运行后独占系统资源，不能切换到其他软件，包括操作系统，切实具有防作弊功能，保障了实验考试的公平性和公正性。该系统还计划增设实验教学及医学科普模块，最大限度地满足实验教学的需要。该考试系统不仅为学生提供了更好的考核、考评方式，还跨越了时间、空间的限制，节省了资源，提高了实验教学效率。该系统的建设保障了病原生物学实验考试的需要，丰富了实验教学手段，改革了考评机制，提高了教学效率；病原生物学实验教学标本的数字化制作也是对珍贵实验教学资源的有效整理与保存。

"健康丝绸之路"视野下
留学生医学寄生虫学实验课教学改革探索

罗艺菲　Binta　JJ　Jallow　刘曼蝶　孟凡明

中南大学医学寄生虫学系（长沙 410013）

健康丝绸之路，是国家卫计委办公厅印发的《国家卫生计生委关于推进"一带一路"卫生交流合作三年实施方案（2015—2017）》（国卫办国际函〔2015〕866 号）中包含的前瞻性理念，也是一项惠及全球卫生健康事业的重要举措。"健康丝绸之路"的建设极大地促进了我国与"一带一路"沿线国家卫生健康相关领域的交流合作，大量沿线国家的留学生在华攻读学位，接受专业训练。如何将这些留学生培养成合格的医药卫生专业国际化人才，是高等教育亟须思考和解决的问题，也是促进与丝路沿线国家深化合作的长久大计。在医学留学生的培养环节中，医学寄生虫学专业课有其特殊意义，一方面，丝路沿线国家寄生虫病流行状况依然严重，多种寄生虫病仍处于高发态势，威胁当地人民生命健康；另一方面，大多学生毕业回国后都将走上医药卫生行业，需要具备寄生虫及相关疾病的鉴别与诊断能力。实验课在促进理解、强化感性认识、增强操作能力等方面有着不可替代的作用。但当前留学生医学寄生虫学实验课存在着一些问题，如语言交流不畅、不能分班上课、标本缺少代表性、教学形式单一等，导致留学生学习效果无法保障。为解决以上问题，本教研室对医学寄生虫学实验课在教学内容、教学方式和学习效果评价几个方面进行了改革，主要采取了以下几项措施：①语言沟通：授课教师熟练掌握和使用课程内专有名词的中英互译，PPT 中专有名词需有中英对照；②除展示和介绍国内常见寄生虫种类外，收集丝路沿线国家主要寄生虫种类标本，如无标本，则尽量提供图片或视频素材；③情景模拟：要求每名留学生与 4 名中国学生组队，经过准备后，在课堂上展示一个 10 分钟的寄生虫病诊治相关情景对话；④案例讨论：提供中英文对照的讨论课素材，要求中国学生和留学生同时参与讨论，并记录讨论内容；⑤实验手册编撰：目前国内尚缺乏英文版或中英对照的实验课操作教材，根据教学大纲编辑医学寄生虫学实验课操作手册，同时要求留学生参与内容的编写和评价。以上措施充分调动了留学生的学习主动性，促进了留学生在华学习的进一步融入，同时强化了对医学寄生虫学实验课学习内容的掌握和知识巩固，很好地提升了学习效果。

留学生人体寄生虫学英文线上课程建设与实践

程喻力　孙青　孙希萌　贾智惠　顾园　贾玉峰　诸欣平

首都医科大学基础医学院/病原生物学系寄生虫学教研室（北京100069）

留学生教育是我国高等医学教育的重要组成部分。新冠疫情期间，根据教育部"停课不停教、停课不停学"的指导意见，首都医科大学寄生虫学教研室针对留学生人体寄生虫学教学进行了英文线上课程建设和实践。我们通过PPT录播、微课视频，以及虚拟仿真相结合的方式开展理论课和实验课教学，通过以课后练习为主的过程性考核和开放性综述撰写为主的终结性考核相结合的方式完成课程考核，并通过问卷调查反馈学生的学习效果及改进建议。人体寄生虫学英文线上课程建设有效地完善了我校留学生在线教学体系，提升了留学生教育教学质量。

基于全健康理念的寄生虫学课程体系与
教学内容改革的研究①

刘若丹　龙绍蓉　张玺　崔晶　王中全

郑州大学医学院寄生虫学教研室（郑州 450052）

近年来，随着全球气候的变化、国际贸易与旅游业的发展、人口流动的增多，饲养宠物种类和数量的增加、人类对自然的改造与开发等，新现和再现的人畜共患寄生虫病逐渐增多。医学寄生虫学与动物医学（兽医学）、环境卫生及食品安全等学科具有密切关系，寄生虫病的控制需要将医学与动物医学、环境科学紧密结合，共同维护全健康（One Health），即人类健康、动物健康和环境健康。因此，需要将全健康理念引入"新医科"人才培养模式中，并根据全健康理念对寄生虫学课程体系与教学内容进行改革。

---

①　基金项目：郑州大学教育教学改革研究与实践重点项目（No. 2021ZZUJGLX060）。

"钉钉"课堂在来华留学生人体寄生虫学教学中的实践与思考[①]

邓胜群　吴心瑜　杜忆南　任翠平　张超　刘森

安徽医科大学人体寄生虫学教研室/原生物学安徽省重点实验室（合肥 230032）

后疫情时代，大量的留学生不能按时返校，针对 MBBS 专业的线上教学成为一种常规教学模式，如何顺应 COVID-19 流行的时势而有效地实施线上教学，值得探索和思考。钉钉线上教学是基于教育部门引领下的"互联网 + 教育"新模式，相对于线下及其他软件线上教学有着独特的优势。本文将重点论述我校钉钉线上教学的相关实践和针对人体寄生虫学教学的优化内容，并针对在实践中发现的问题提出改革，包括积极适应线上教学、对人体寄生虫学教学因地制宜、求新求变等。这些改革将提高教师开展教学工作的能力，改善线上教学的缺陷，满足人体寄生虫学教学的改革需求，为之后人体寄生虫学的教学提供经验。同时，也希望我们的实践和思考能为其他院校相关课程的网络教学建设提供借鉴。

---

① 基金项目：安徽省高等学校质量工程项目（2021xskc041）；安徽医科大学国际教育类质量工程教学改革研究与实践项目（gjjyxm201802）；安徽医科大学基础医学课程思政资源库建设项目（2020jckcsz001）。

整合式病例教学模式适用于人体寄生虫学教学

王振生[1] 毛映红[2] 魏春燕[1] 王恒[1]

中国医学科学院基础医学研究所/北京协和医学院基础学院

1. 病原学系；2. 实验教学中心（北京 100005）

随着现代医学教学理念的不断革新，整合式教学已成为提高医学教育效率的必经之路。为提高人体寄生虫学课程教学质量，整合式病例教学模式被创建并作为一种改进的教学方法应用于人体寄生虫学教学。该教学模式是将病例分析与寄生虫形态学教学内容进行有机的整合，以达到病例教学的同时完成寄生虫形态教学的目的。为将整合式病例教学模式应用于课堂教学，本研究在北京协和医学院人体寄生虫学实习课程内完成22个典型寄生虫感染病例的编写，并将部分病例应用在临床医学本科专业的课堂上，通过主观问卷调查来检验教学效果，以评估该教学模式的有效性。结果显示，整合式病例教学模式不仅能加深学生对寄生虫感染的理解，而且能提高他们对寄生虫形态知识的兴趣，深刻理解寄生虫形态在临床诊断方面的重要意义，寄生虫学形态学教学质量得到了提高。本研究通过整合式病例教学模式建立寄生虫形态知识与临床内容之间的逻辑联系，成功用于课堂并证明该教学模式的可靠性和科学性，为进一步提高人体寄生虫学教学质量奠定了基础。

七、第十六次教学研讨会报告论文或摘要

建设国家级科学家精神教育基地，
助力高质量医学人才培养①

吴忠道¹　吕志跃¹　吴瑜¹　文平²
1 中山大学中山医学院病原生物学和生物安全系（广州 510080）
2 中共佛山市三水区南山镇党校（佛山 528100）

陈心陶（1904—1977），我国近代寄生虫学奠基人之一，卓越的血吸虫病防治专家，杰出的医学教育家，近代国际著名的寄生虫学家。他一生致力于寄生虫病方面的研究，成果丰硕。从 20 世纪 50 年代开始，他深入广东三水等血吸虫病流行区，开展血吸虫病防治研究，提出了结合农田基本建设消灭钉螺的对策，为广东省在全国消灭血吸虫病做出了突出贡献，为此多次受到毛泽东的接见。2022 年 5 月 30 日，全国首批"科学家精神教育基地"名单正式公布，中山大学与佛山三水共建的陈心陶精神教育基地成功入选，基地包括中山大学医学博物馆、中山大学南校园陈心陶故居、中山大学中山医学院寄生虫学楼、陈心陶纪念地和初心学堂 5 个场所。

位于广州中山大学北校园内的寄生虫学楼是陈心陶教授生前一直工作的教学科研楼，在一楼大厅的正面墙上有一幅 20 世纪 50 年代毛泽东亲切接见陈心陶教授的大幅照片，体现了国家领导人对祖国血吸虫病防治事业的高度重视，大厅内还建有陈心陶教授座像。中山大学医学博物馆内存有陈心陶教授受到毛泽东接见时穿过的中山装。在中山大学南校园内的陈心陶故居，还收集了陈心陶教授使用过的显微镜、读书卡片、现场调查时戴过的草帽、办公桌椅等。此外，还有一间存放陈心陶教授个人书籍资料的收藏间。

1990 年，原中山医科大学和广东省三水县人民政府、六和镇人民政府在重点疫区的旧址建造了"陈心陶纪念碑"。该纪念碑坐西北向东南，呈花岗岩制开页书本形状，刻有陈心陶头像及纪念铭文，下为砖混水洗石米方形底座。陈心陶纪念碑于 1997 年被公布为第三批三水市（县）级文物保护单位，现已成为佛山市重点文物保护单位和佛山市爱国主义教育基地。

结合党史学习教育活动，广东省寄生虫学会积极推动"陈心陶纪念地"修缮提升工程，多次发起动募捐活动，倡议支持这一工程。2019 年，南山镇与中山大学中山医学院共同修缮了陈心陶纪念地。新竖立了雕刻有"陈心陶纪念地"的花岗岩石指示牌和陈心陶生平介绍的石板；在原纪念碑下层平台前放置了陈心陶座像，座像底座正面镌刻陈心陶教授的手书："为学之道，要刻苦钻研，精益求精"。

---

① 本项目获中山大学、中山医学院和佛山市三水区南山镇专项经费资助。

　　2021年7月，广东省寄生虫学会再次与南山镇人民政府、中山医学院合作，于六和塘背村会堂旧址（当年陈心陶教授曾在此进行现场实验并向村民传授血防知识）建成广东省首座以血吸虫病防治为主题的纪念馆——初心学堂，展示了广东人民在党的领导下率先在全国消灭血吸虫病的伟大成就，生动再现了陈心陶教授深入疫区开展研究，创造性地提出结合农田基本建设消灭钉螺的科学血防措施，从而有效阻断血吸虫病传播的历史画面。初心学堂占地面积6600平方米，图文展品150幅，实物展品60件，音频展品3部。"陈心陶精神教育基地"现已成为中国预防医学会寄生虫分会、广东省寄生虫学会、广东省热带医学会等学术团体的"科学家精神"实践教育基础，也是广东省科普教育基地、中山大学师德师风和学生思想政治教育实践基地。自建成以来，初心堂年平均开放超过300天，开馆至今共计接待党员群众5300多人次。据不完全统计，已有近万人到过陈心陶精神教育基地参观学习。

　　如何将国家级科学家教育基地建设与高质量人才培养和科研自主创新有机结合起来，我们做了积极的探索。党建联创共建，推进南山镇绿色发展，为充分发挥科学家精神教育基地作用，将学科建设、人才培养和乡村振兴战略有机结合起来是我们工作的切入点。2019年，南山镇与中山大学中山医学院签订了《党建联创互助备忘录》。双方通过纪念陈心陶当年带领群众共同消灭血吸虫病为纽带，以党建联创共建友好合作关系，缅怀先贤接力续写新故事。2022年5月29日，南山镇党委与中山大学医学院党委举办"弘扬心陶精神 传承红色基因"主题党日活动，参观初心学堂、陈心陶纪念地，重温入党誓词，学习交流陈心陶科学精神。定期开展主题党日活动已经成为双方党建联创共建的常态化举措。依托党建联创共建，广东省寄生虫学会和中山医学院在南山镇上开展专题党日活动的同时，也定期开展义诊、帮扶医疗机构，让南山村村民在家门口问诊省级名医。在南山镇卫生院，"中山大学中山医学院陈心陶志愿者服务岗"定期有中山医学院医务人员提供医疗服务、健康讲座、义诊咨询等志愿服务。此前，南山镇一对地贫夫妇在义诊现场问诊，随后中山医学院给予全程指导帮助，使其成功生下健康宝宝。2022年7月，在建党100周年之际，"初心学堂"揭牌，中山大学中山医学院师德师风培训基地、中山医学院学生思想政治教育实践基地同步在初心学堂揭牌。中山医学院病原生物学和生物安全学系的虫媒科研团队将发挥专业特长，以"无蚊小镇"建设为切入点，积极探索建设"无蚊小镇"，努力为"无蚊小镇"建立标准体系，推动科研成果转化落地。建设科学家精神教育基地，弘扬"心陶"精神，助力科研自主创新和自主人才培养，已经成为中山医学院高质量医学人才培养的新范式和显著特色。

将思政之盐融入公共卫生专业课程大餐

王建明

南京医科大学公共卫生学院（南京 211100）

"课程思政"通过变革专业课、思政课等相对独立、碎片化的育人模式，整合各类资源，挖掘思政元素，强化育人效果。"课程思政"不是简单的"课程 + 思政"，而是在专业课教学内容中融入思政元素，以润物无声、潜移默化的方式引导和践行社会主义核心价值观，在充分发挥专业课知识传递功能的同时传递思政教育的"正能量"。这种模式打破了专业教育和思政教育"两张皮"的困境，实现了"1 + 1 > 2"的效应。

本次报告以南京医科大学教学实践为例，介绍在公共卫生专业课教学中如何将"课程"与"思政"交互融合，"知识传授"和"价值引领"有机统一。

医学是以预防、治疗疾病和促进健康为目的一门科学，如何发掘医学专业课程中思想政治教育元素，并有效融入人才培养全过程，是医学院校亟待思考、解决的热点和重点问题。将思政理论融入公共卫生专业课程教学实践，同向同行，协同育人，需要根据专业课程的建设规律，在尊重课程自身规律的前提下，挖掘并突显其价值引领功能。

科技革新教育，技术助力思政

——以"公共卫生援外之血吸虫病防控虚拟仿真项目"实施为例

陈琳

南京医科大学基础医学院（南京 211100）

人体寄生虫学是国家传染病防控和医院临床诊疗实践的理论基础之一。为提升人体寄生虫学本科教育水平，我们将全健康理念及思政元素融入人体寄生虫学教学中，建立了中、英文版公共卫生援外之血吸虫病防控虚拟仿真项目。该项目以江苏省血吸虫病防治研究所援建桑给巴尔防控埃及血吸虫病项目为素材，利用虚拟仿真技术还原非洲桑给巴尔血吸虫病流行现场，通过网络技术完成虚拟实践的网络化和学生的实践训练。本项目突破了时间和空间的限制，模拟训练了学生的综合判断能力和现场应变能力，能够考察学生的理论知识掌握情况和实际应用能力，强化学生的寄生虫病防治实践思维，帮助学生建立全健康理念，同时将思政理念潜移默化地传授给学生。

人体寄生虫学知识图谱构建及其与线上线下
智慧教学融合的初探①

冯萌　程训佳

复旦大学基础医学院病原生物学系（上海 200032）

在信息化时代背景下，围绕建设高质量的人体寄生虫学教学方式的目的，我们尝试构建人体寄生虫学知识图谱并将其融合入线上线下智慧教学中。知识图谱是一种多维度的网络状知识结构，是经过精心梳理的知识体系框架。我们搭建了一个包含 300 余个相互关联的人体寄生虫学知识点的知识图谱，并以它为核心，重构了线上线下各种教学资源，将原本分散的视频资源、虚拟软件、实物展品等整合成一个整体。通过知识图谱的牵引作用，学生能快速地查缺补漏，也能更好地把握不同寄生虫之间知识点的横向比较。通过不断地完善知识图谱，指引学生更高效、更精准地学习人体寄生虫学知识。希望对人体寄生虫学知识图谱构建的初步探索，能够为人体寄生虫学课程建设与智慧教学发展提供有益的参考和借鉴。

---

① 基金资助：安徽省高校自然科学研究重大项目（KJ2021ZD0077）。

祖国医药学有关人体寄生虫学方面的重要论述及其在教学改革与课程建设中的推广应用

卢芳国① 　胡珏　熊涛

湖南中医药大学医学院（长沙 410219）

摘要：［目的］充分挖掘中国古籍有关寄生虫学方面重要论述中所蕴含的思想价值和精神内涵，并将其应用于教学改革中，厚植文化自信、民族自信。［方法］全面查阅《神农本草经》《诸病源候论》《肘后方》《金匮要略》《素问·脉要精微论》《内经》《伤寒论》《备急千金方》《外台秘要》《景岳全书》《证治准绳》等中国古代医籍，整理其中有关寄生虫学方面的重要论述，提炼出其思想价值和精神内涵，形成部分音频和视频教学特色资源，精确定位这些资源在教学中的切入点，科学合理规划教学内容。［结果］祖国医学对于寄生虫的认识，采取了直观观察、整体辨证和循理推测三大方法，其内容大致分为三个方面。其一为虫论，论述肉眼能直观的寄生虫及其证候，以肠道内常见蠕虫为主。例如三虫之说，《神农本草经》谓"长虫""白虫""蛲虫"。《肘后方》言"三虫者，谓长虫、赤虫、蛲虫也"。《诸病源候论》列蚘虫、寸白虫、蛲虫为三虫。据此可见，三虫实际上包括了蛔虫、蛲虫、带绦虫和姜片虫四种常见的肠道寄生虫。其二为病论，论述肉眼无法观察到的原虫或深居肠道以外其他器官组织内的蠕虫引起的证候。它并不被明确为寄生虫病源，而是以中医的整体观念，辨证论治的理论基础来论述这些寄生虫病。例如血吸虫病：《诸病源候论》卷二十五水毒候论述详细，提出水毒是水毒候的病因，也是水蛊的病因。"水毒"与现代的"疫水"与"接触疫水"感染血吸虫病，在汉语词意概念上同出一辙。晚期血吸虫病主要表现为腹水、门脉高压综合征、巨脚和侏儒，这与《诸病源候论》中的有关描述颇相符合。其三则论述蛇咬虫毒类中的节肢动物及防治。祖国医学中对医学节肢动物的危害性的认识相当广泛而又深刻。例如：明代李时珍根据前人之经验将蚊的形态、生态以及与人的关系总结为："蚊处处有之，冬蛰夏出，昼伏夜出，细身、利喙、咂人肤血，大为人害，产子于水中为孑孓虫，仍变蚊也。"［结论］祖国医药学对寄生虫学发展做出了突出贡献，教学中一定要应用好、挖掘好、发展好、传承好。

---

① 卢芳国，教授，博士研究生导师，博士后合作导师，全国优秀教师，全国首届教材建设先进个人，全国首批教育世家家庭代表，国家级课程思政教学名师，国家级课程思政示范课程负责人，国家级线上一流课程负责人，享受国务院政府特殊津贴专家，湖南省教书育人楷模，湖南省芙蓉教学名师，世界中医药学会联合会中医药抗病毒专业委员会副会长，世界中医药学会联合会中医药免疫专业委员会副会长。e-mail：lufangguo0731@163.com。

精准领会 培根铸魂
——努力提升免疫学基础与病原生物学课程思政育人实效

卢芳国 陈伶利 魏科 胡珏 宁毅 熊涛 陈纯静 高强 李珊

湖南中医药大学医学院（长沙 410208）

课程思政建设是"铸魂育人"的重要举措。湖南中医药大学病原生物学教学团队（以下简称"团队"）在全国优秀教师、全国首届教材建设先进个人、全国课程思政教学名师、湖南省教书育人楷模卢芳国教授的带领下，深学细悟、精准领会党的教育方针，并以课程建设为依托，开展教学改革，提升培根铸魂教育教学育人实效。团队建设的免疫学基础与病原生物学于 2020 年获批首批国家级线上一流课程（在线教程在"学习强国"慕课专栏运行），2021 年获批国家级课程思政示范课程和教学名师，2022 年湖南省高等教育教学成果特等奖。2023 年团队改革经验在教育部组织的"全国普通本科教育课程思政示范课程教师培训"中推广。光明网、《学习强国》、《中国教育报》、《中国中医药报》、湖南教育电视台等 20 余家媒体报道其团队事迹 40 余次。本文总结分析改革实践与经验如下。

（1）深挖思政元素，构建鲜活资源。①主编及推广"立德树人"改革丛书。2020年至今，团队主编出版"立德树人"教育教学改革系列丛书 4 部，并以公益形式在全国开展《医学生必读育人故事 50 例》赠书读书活动，受益学校近 100 所。②主编及推广课程思政特色教材。2020 年团队主编出版课程思政特色教材《免疫学基础与病原生物学》，以"知识拓展"展示思想教育素材（例如：我国医药学家发明的"人痘接种法"，中医药防治流感的应用）。该教材已面向全国推广。

（2）夯实固本根基，创建示范平台。①创建湖南省首个高校党代表工作室。2018年，湖南中医药大学成立了由湖南省第十一次、第十二次党代会代表卢芳国教授担任负责人的湖南省首个高校党代表工作室，通过"谈心谈话、教学观摩、经验交流"等活动，创新性地开展党建工作引领课程建设的改革实践。②"铸魂育人"教师发展基金。2023 年，团队将省级教学成果特等奖奖金（20 万元）捐赠学校，设立"铸魂育人"教师发展基金，厚植育人情怀。

（3）深化协同改革，实现线上线下育人相结合。①研发与推广《传承奉献》微视频 28 集（以下简称"微视频"）。微视频贯通医学核心课程，内容有：精诚医德倡导者孙思邈、诺贝尔奖获得者屠呦呦等。微视频通过智慧树平台已免费向全国开放 7 学期，同时利用线下课前 5 分钟组织学生观看，撰写心得体会。②建设与推广网络教学平台。团队运用信息技术成功构建国家级首批一流线上课程、省级精品在线开放课程、省级名师空间课堂等系列网络育人平台。在线上课程运行中，团队通过课程公告、互动问答等形式对学生进行思想教育。

　　课程思政改革是一项长期、系统的工程。尽管团队课程思政改革取得了一定的成效，但应及时总结经验、优化改革策略、夯实育人实效，将课程思政改革实践一如既往地坚定执行下去，为学生提供更优质的教学服务。

临床病原生物学课程构建与实践①

熊涛　宁毅　卢芳国

湖南中医药大学医学院病原生物学教研室（长沙 410219）

　　[摘要] 临床病原生物学是基础医学课程和临床医学课程的桥梁课程。通过结合临床实际病例，对典型疾病诊疗指南进行讲解，帮助学生建立基础服务临床、理论联系实际的思维方式，为培养德才兼备的医学人才贡献力量。

　　[关键词] 临床病原生物学，诊疗指南，病例教学

Course construction and practice of *clinical pathogen biology*

Xiong Tao，Ning Yi，Lu Fangguo

School of Medicine，Hunan University of Chinese Medicine （Chang Sha 410208）

　　Abstract：*Clinical pathogen biology* is a bridge course between basic medicine and clinical medicine. This course help students to establish thinking of basic service clinical and theoretical combine practical through the combination of clinical cases to explain the diagnosis and treatment guide of typical diseases. Finally，it will contribute to the cultivation of medical talents with both moral and talent.

　　Key word：clinical pathogen biology；diagnosis and treatment guide；case-base learning

①　基金资助：国家级课程思政示范项目"免疫学基础与病原生物学"（普通本科教育 2021 –228），湖南省课程思政示范项目"免疫学基础与病原生物学"（普通本科教育 2021 – 16）；湖南省教育科学"十三五"规划立项课题"'立德树人'视阈下'融贯古今中外，奉献医药事业'故事微视频研发与推广"（XJK20BGD029）；湖南省普通高校教学改革研究项目"'立德树人'视阈下'免疫学基础与病原生物学'课前 5 分钟故事微课视频研制与推广"（2019 –377）；湖南省研究生优秀教学团队建设项目"基础医学教学团队"（2019 –118）。

凝心聚力，铸魂育人
——以习近平新时代中国特色社会主义思想为指导推进
人体寄生虫学课程思政建设

罗波　刘芳　刘美辰

贵州遵义医科大学寄生虫学教研室（遵义 563000）

目的/意义：近年来，人体寄生虫学课程思政在育人中的作用越来越重要。然而，教师队伍存在政治理论学习不够、对课程思政认识不足，课程思政缺乏系统性和创新性的问题。本文以习近平新时代中国特色社会主义思想为指导，探讨如何在人体寄生虫学课程中实施课程思政。

方法/过程：党支部与教研室联合开展学习习近平新时代中国特色社会主义思想；支部书记、教研室主任带头学习，组织教师集体学习和研讨；坚持原文阅读，增强教师的理论水平；以习近平新时代中国特色社会主义思想科学观和方法论指导推进课程思政建设；建立人体寄生虫学课程思政体系，概括为一个核心，四个方面，十个要素；进一步挖掘思政元素，将课程思政全面融入课堂教学各个环节，并打造典型的课程思政案例。

结果/讨论：课程思政的实施是一个长期的过程，主要反映在育人水平上。但从短期来看，课程思政有系统性，教师授课更加自信；思政元素更加丰富，融入教学各个环节；更具特色和创新性，示范作用更加明显。

中国式现代化建设下的人体寄生虫学
课程建设及人才培养

陈建平　李浇　何金蕾　郑之琬

四川大学华西基础医学与法医学院病原生物学系人体寄生虫学课程组（成都610000）

现代化是标识人类文明演进的核心术语。在世界历史前进的轨道中，现代化道路具有多样性、复合性，但在总体类型中，资本主义现代化和社会主义现代化是两种最为典型的道路，前者是以资本为驱动的现代化，后者是以人为价值追求的现代化。中国式现代化是人口规模巨大的现代化，是全体人民共同富裕的现代化，是物质文明和精神文明相协调的现代化，是人与自然和谐共生的现代化，是走和平发展道路的现代化。中国式现代化建设下的人体寄生虫学课程建设及人才培养要体现中国特色，要体现为实现中华民族伟大复兴和健康中国建设培养高素质创新性人才的导向性。因此，需要在以下3个方面加强人体寄生虫学课程建设。

（1）人体寄生虫学课程改变。人体寄生虫学又称医学寄生虫学，是预防医学与临床医学的基础课之一，属于病原学范畴。它是研究与人体健康有关的寄生虫的形态结构、生活史及致病、寄生虫病诊断、流行与防治，阐明寄生虫与人体和外界环境因素相互关系，认识寄生虫病发生与流行的基本规律和控制消灭的基本原则的一门科学。

我国幅员辽阔，地跨寒、温、热三带，自然条件复杂多样，人民的生活习惯与生产方式千差万别。动物区系分属于古北及东洋两大动物区系，动物种类极为丰富，寄生虫的数量也非常可观，加之新中国成立前的政治、经济、文化等社会因素的影响，我国成为寄生虫病严重流行的国家之一，尤其是在广大农村，寄生虫病一直是危害人民健康的主要疾病。据调查，新中国成立初期仅疟疾、血吸虫病和丝虫病患者就达7000多万，曾夺去了成千上万人的生命，严重地阻碍了农业生产和国民经济的发展。经过70余年的防治，我国疟疾和丝虫病已经基本消灭，许多寄生虫病流行区域在不断缩小，感染人数和患病人数总体上呈下降趋势，寄生虫病死亡率也降到了历史最低水平。因此，人体寄生虫学课程课时也在逐渐减少，有些高校寄生虫学课程已经减少到16学时，调整人体寄生虫学教学内容也应与之相适应。四川大学人体寄生虫学课程由线虫（4学时）、吸虫（4学时）、绦虫（2学时）、原虫（4学时）和节肢动物（2学时）组成，教学内容将减少丝虫病和疟疾教学内容；另有讨论课（2学时），重点讨论我国寄生虫病防治成就及经验总结，使学生加深对社会主义制度优越性的认识，加深对社会制度在寄生虫病防治工作中发挥了独特作用的理解。

（2）人体寄生虫病防治对策改变。中国式现代化的基本内涵是中国共产党领导的社会主义现代化，是实现中华民族伟大复兴和中国的现代化，是中国人民矢志不渝的梦想和追求，但在中国共产党诞生之前，没有任何政治力量能承担起这一历史使命。中国共产党成立后成为我国现代化事业的领导力量，为中国现代化建设指明了正确方向，制定了不同阶段的奋斗目标，开辟了符合中国实际的发展道路。中国寄生虫病防治策略既有各国寄生虫病防治的共同特征，更是基于自己国情的中国特色所产生的。新中国成立70多年，逐渐摸索出一套具有中国特色的寄生虫病防治策略，即以控制传染源为主的综合性防治对策，并根据寄生虫生活史特点制定针对性极强的防治对策。例如全民动员群体性普查普治，对我国达到基本消灭丝虫病和疟疾起到了重要作用。目前寄生虫病已经由严重流行传染病变成散发的传染病，防治对策也逐渐转变为以"精准防治"为主的疫点监测。因此，在教学过程中，要紧密结合我国的疾病防治实际，特别是《健康中国 2030 规划纲要》的要求。

（3）人体寄生虫病防治人才培养改变。随着人们对寄生虫病危害认识的加深，寄生虫与宿主互作机制已成为寄生虫病研究的热点，集成生物化学、分子生物学、细胞生物学、分子遗传学、免疫学、生态学、生物信息学和计算机科学相关理论和技术，已产生许多新的寄生虫研究方向，如分子寄生虫学、寄生虫免疫学、寄生虫基因组学、寄生虫药物学、寄生虫疫苗学和寄生虫与媒介生物控制学等。为此，在教学过程中，应加强对相关前沿知识和技术的介绍，及时将有关寄生虫病精准防控和防治策略、寄生虫基因组学和生物信息学研究进展引入教学内容。由于寄生虫病已经由常见病变成少见病或罕见病，误诊成为临床上不容忽视的问题，因此有必要强化寄生虫病防治和诊断能力的训练，创新寄生虫学实验课，为人体寄生虫病防治培养高素质人才，以满足健康中国建设对医学人才的需要。

后　记

　　课程是人才培养的核心要素，课程的质量直接决定人才培养的质量。2019 年，教育部发布了《关于一流本科课程建设的实施意见》（教高〔2019〕8 号，以下简称《实施意见》），要求"以习近平新时代中国特色社会主义思想为指导，贯彻落实党的十九大精神，落实立德树人根本任务，把立德树人成效作为检验高校一切工作的根本标准，深入挖掘各类课程和教学方式中蕴含的思想政治教育元素，建设适应新时代要求的一流本科课程，让课程优起来、教师强起来、学生忙起来、管理严起来、效果实起来，形成中国特色、世界水平的一流本科课程体系，构建更高水平人才培养体系"。该《实施意见》还明确提出了总体的建设目标，即全面开展一流本科课程建设，树立课程建设新理念，推进课程改革创新，实施科学课程评价，严格课程管理，立起教授上课、消灭"水课"、取消"清考"等硬规矩，夯实基层教学组织，提高教师教学能力，完善以质量为导向的课程建设激励机制，形成多类型、多样化的教学内容与课程体系。

　　人体寄生虫学是一门研究医学相关的寄生虫及其与宿主关系的科学。作为病原生物学的重要组成部分，人体寄生虫学是临床医学和预防医学不可缺少的基础课程，更是联系基础与临床的桥梁课程。据最新调查结果，人体寄生虫感染仍然是危害我国人民健康不容忽视的病因，特别是食源性寄生虫病（如肝吸虫病和广州管圆线虫感染）、机会致病寄生虫病（如隐孢子虫感染和弓形虫感染）、虫媒寄生虫病（如蜱传巴贝虫感染）等。此外，随着国际交流的日趋频繁，输入性寄生虫病或国外/境外感染寄生虫病防治也成为不可忽视的问题。因此，按照"一流课程"建设要求，不断加强人体寄生虫学课程建设，让医学生掌握能满足准确诊治和预防寄生虫病需要的病原学基础理论与基本技能，并加深对共产党领导下寄生虫病防治"中国经验"的认识与理解，助力高质量医学人才培养体系的建设和完善，是医学院校落实"立德树人"根本任务、培养"党和人民信赖的好医生"的客观要求。

　　全国人体寄生虫学教学改革与课程建设研讨会这一教学交流平台的建立，有力地推动了我国高等医学院校人体寄生虫学课程建设的积极开展。迄今，温州医科大学、南方医科大学、广西医科大学的寄生虫学课程获评首批国家级线上一流课程，昆明医科大学、华中科技大学的寄生虫学课程获评首批国家级线上线下混合式一流课程。中山大学的人体寄生虫学课程已被评为国家级线下一流课程和教育部首批国家级课程思政示范课程。

　　总结已经取得的成绩，我们对进一步提升人体寄生虫学课程建设水平充满信心。我们要以习近平新时代中国特色社会主义思想为指导，认真学习领会党的二十大精神和习近平总书记关于教育的重要论述精神，继续办好一年一度的全国人体寄生虫学教学改革与课程建设研讨会，将这一个全国人体寄生虫学"虚拟教研室"建设好，助力我国高等医学院校人体寄生虫学课程建设，为建设中国特色、世界水平的一流医学本科课程发挥示范作用。

2023 年 8 月 17 日
于中山大学北校园